COCINA PARA FIESTAS E INVITADOS

Autor: Adolfo Pérez Agustí

Edita: Ediciones Masters
Fernán Caballero, 4-1º dcha.
28019 MADRID (Spain)

www.edicionesmasters.com
edicionesmasters@gmail.com

COCINA PARA FIESTAS E INVITADOS

Justificación

Son muchos los encuentros sociales que se producen a lo largo de nuestra vida, desde una reunión familiar, una fiesta de cumpleaños, algún acontecimiento importante, la fiesta de Navidad y un sin fin más que podríamos seguir enumerando de mayor o menor protocolo.

Desde la reunión más informal, como puede ser una comida familiar, sin ningún motivo más que el deseo de pasar una tarde juntos, hasta la más popular como puede ser la cena de Nochebuena, todas requieren de unos preparativos y una dedicación para la que nos gusta estar preparados.

En esos días echamos mano de cuantas revistas vemos relacionadas con el tema, y en las que nos hablan de qué mantel o cubierto hay que utilizar, qué vino es el más adecuado, o qué plato podemos dejar preparado desde el día anterior para así evitar los agobios de última hora.

Todos estos datos, y muchas recetas para dejar impresionado al invitado más exigente, es lo que los lectores encontrarán en este libro.

ÍNDICE

15. Entrantes
    Angulas
    Aperitivos de jamón y queso
    Bocaditos fritos
    Canapés de anchoas
    Canapés de lechuga
    Canapés de pasta de jamón
    Crepes de espárragos
    Crepes de ensaladilla
    Palitos de queso
    Pastas saladas
    Pastel de bacón y queso
    Paté de gambas
    Queso a las finas hierbas
    Setas al ajillo gratinadas
    Terrina de salmón

16. Primeros platos
    Berenjenas rellenas de arroz
    Buey de mar
    Cardo con piñones
    Centollos gratinados
    Cóctel de nueces
    Cigalas salteadas con cebolla y arroz
    Cóctel de gambas
    Coliflor rehogada
    Copa de gambas y rape
    Crema de almejas
    Crema de calabaza
    Crema de nécoras

Endivias con puré de berenjenas
Endivias con salsa roquefort
Ensalada de angulas con caviar
Ensalada de espinacas con salmón y angulas
Ensalada de lombarda
Ensalada 3 colores
Ensalada primavera
Ensalada variada
Espárragos con vinagreta
Hojaldre de mariscos
Langosta dos salsas
Langostinos al horno
Langostinos en salsa de hierbas
Lentejas con uvas
Lombarda gratinada
Mouse de pimientos con gambas
Ostras con caviar
Pastel de coliflor y bogavante
Patatas con lacitos
Pudín de espárragos
Salpicón de bacalao
Salpicón de judías
Salpicón de mariscos
Sopa de almendras
Sopa de pescado
Sopa fría de yogurt y pepino
Volovanes de rape

17. Segundos platos
Aleta de ternera rellena
Besugo al limón

Besugo especial
Capón al champán
Cocochas de merluza
Cochinillo asado
Cordero asado
Cordero al chilindrón
Cordero al curry
Cordero estofado
Enrollado de dorada
Fiambre de pollo
Fiambre de ternera
Huevo hilado
Lenguado al cava
Lomo con alcaparras
Lomo de cerdo al caramelo
Lubina al horno
Merluza rellena
Pastel de pollo
Pollo horneado con relleno de frutas
Pato a la naranja
Pato con uvas
Pastel de bonito
Pastel de carne
Pechugas al estragón
Pescadilla rellena
Pierna de cerdo asada con puré de castañas
Pollo a la cerveza
Pollo asado acompañado de arroz al cava
Pollo con langosta
Pollo relleno

Pudín de pescado
Pudín de salmón
Pularda con salsa de cebollitas
Rape alangostado
Redondo de ternera al cava
Rollos de ternera
Salmón ahumado con cebollitas y alcaparras
Salmón al cava
Salmón con salsa de pimientos
Ternera con piñones

18. Postres
Bizcocho festivo
Budín de chocolate caliente con naranja
Castañas en almíbar
Cóctel de cerezas
Cóctel de frutas
Cóctel de piña
Cóctel de uvas
Compota especial
Copa de cava
Dátiles de mazapán y nata
Flan de coco
Frutas con zumo de naranja
Helado de limón
Macedonia de frutas
Macedonia de plátanos
Melón con cointreau
Mouse de chocolate
Mouse de turrón

Peras al vino tinto
Piña al licor
Plátanos al limón
Pudín de manzanas
Tarta de frutas
Tarta de mouse de chocolate
Tarta de queso
Sorbete de cava
Sorbete de frutas rojas y naranja
Soufflé frío de limón
Soufflé helado de chocolate y avellanas

REUNIONES SOCIALES

Dependiendo del motivo que provoque el encuentro y del tipo de personas que vayan a acudir a él, requerirá de un protocolo muy cuidado o de cierta informalidad, pero lo que no debe variar nunca es el buen comportamiento, similar en cuanto a educación y ética al que tengamos con los amigos, la familia o la persona de negocios con la que se va a firmar un contrato. Es muy fácil ser amable y exquisito con el jefe, pero menos con ese familiar que no nos simpatiza o con el propio cónyuge.

Siempre que se encuentre en un lugar que no sea su propia casa, el respeto a los anfitriones debe ser total y si existen animadversiones hacia ellos es mejor que no acuda. Si por el contrario es usted el anfitrión, es casi seguro que habrá invitado a personas de su agrado, por lo que no le supondrá ningún esfuerzo ser amable con todos y hacer que se sientan como en su propia casa. A pesar de ello conviene que tenga en cuenta algunos consejos, tanto si se trata de reuniones familiares, de amistad o para fomentar las relaciones sociales y profesionales.

Siga estas reglas básicas:

- No trate de ser el líder en la reunión y evite destacar más que los invitados, pues su misión es estar atento a cualquier requerimiento de ellos, no demostrar que es el mejor de los anfitriones. No trate, por tanto, de marcar las pautas sobre cuándo se debe bailar, ni mucho menos presionar para que todo el mundo siga fielmente sus planes. Recuerde que no es usted quien decide cómo hacer la velada agradable a los demás y deje que cada cual escoja su lugar y compañía adecuada.
- Tampoco ponga demasiadas bebidas alcohólicas o al menos evite las de mucha graduación. Se evitará disgustos o tener que llamar al orden a más de un patoso/a.
- No presione nunca a nadie sobre lo que debe y no debe comer. Deje que cada cual siga con sus gustos y aficiones particulares, ya que puede suceder que ese cóctel o plato que tanto tiempo le ha llevado preparar, no guste a nadie. Lo clásico y lo habitual es siempre lo mejor en esas reuniones. No trate de impresionarles con frutas exóticas, bebidas carísimas o quesos que

solamente un olfato acostumbrado puede soportar cerca.

- Usted debe ser quien se encargue de colocar los abrigos en un lugar discreto, tratando de no mezclar los de los varones con los de las mujeres. No pasa nada por hacerlo, pero queda mejor.

- La habitación más limpia debe ser el cuarto de baño. Como precaución, disponga de un ambientador y de la suficiente cantidad de servilletas y papel para que nadie se encuentre en un apuro.

- Deje abiertas aquellas habitaciones en las cuales no existan problemas para que los invitados entren, pero mantenga cerradas la que sean privadas. Si sus invitados son correctos sabrán perfectamente dónde entrar y dónde no.

- Ojo con la música. Es difícil que guste a todos el mismo estilo e intérprete. Para algunos la música clásica es maravillosa, mientras que para otros les induce al sueño. Tampoco trate de poner primero una y luego otra, porque así solamente conseguirá hacer sufrir un rato a unos y luego a otros. Si el baile no está contemplado como opción, por cuestión de espacio, una música orquestal de fondo siempre es bien aceptada, aunque si el bullicio es muy alto pasará desapercibida.

- No se olvide, si está en su casa, comunicar a sus vecinos más cercanos su intención de celebrar una fiesta y pedirles disculpas por las molestias.
- Tenga preparado algún quitamanchas adecuado, puesto que es habitual que alguien vea arruinado su traje por un traspié inoportuno.

Otras advertencias

No todas las reuniones se producen en casa y en un entorno familiar, pues muchas de ellas tienen motivos de lo más variopinto. En estas, hemos de tener en cuenta ciertas precauciones que aquí citamos:

- Siempre que aparezca una tercera persona tendrá que encauzar las presentaciones, debiendo desaparecer de la escena en cuanto se hayan formalizado, pues seguramente deberá atender a otros invitados.
- Si no sabe el nombre o la profesión de uno de los presentados, no dude en emplear la frase de: "Perdón, ¿su nombre es...?". Aunque la profesión no venga al caso, es un buen medio para que ambos tengan claro de qué podrán

hablar en un futuro. Si la diferencia profesional o social entre ambos es notoria, trate de subir de categoría al menos afortunado. Por ejemplo: si es un ama de casa tradicional, puede decir la profesión que ejercía anteriormente, como por ejemplo: "Trabajó muchos años como farmacéutica" o "cursó estudios de marketing". Ahora ya está mal visto que las esposas avalen su categoría con la profesión del marido, por lo que no la presente diciendo algo así como: "Es la esposa del director de ..."

- Si ha acudido como invitado y no consigue que nadie le presente, no dude en hacerlo personalmente, pero no interrumpa ninguna conversación y trate de buscar una oportunidad, como cuando se están sirviendo el cóctel de piña con vodka. Si esa persona tiene cierta notoriedad social, es buen sistema empezar hablando de lo mucho que le gusta su trabajo o su obra, pero que no parezca adulación.

- Cuando alguien le salude muy efusivamente y se sienta aturdido por no recordar su nombre, disimule un poco antes de preguntárselo abiertamente. Quizá la conversación sea tan rápida que ni siquiera lo necesite y si se prolonga siga hablando sin emplear nombres.

- Nunca estreche la mano de alguien llevando guantes.
- Cuando la persona que le presentan está en pie, será conveniente que se levante, aunque las mujeres no tienen esa obligación social de hacerlo.

CÓMO PREPARAR UNA FIESTA

¿Cuántos invitados caben en mi mesa?

Si tiene que organizar una cena muy especial con cierto protocolo, con personas que conoce poco, con un grado importante de compromiso, sobre todo si son sus jefes, sus clientes o alguien relacionado con su trabajo, y desea quedar bien, por donde tiene que empezar es por la mesa.

Las dimensiones de la mesa determinan el número de invitados y hay que calcular unos 60 cm de ancho por cada persona. Las mesas redondas, más agradables por la disposición simétrica que permiten, ofrecen la ventaja del ahorro de espacio en una habitación pequeña. Para acomodar seis personas es necesario prever una mesa de 1,20 m de diámetro; para ocho, bastará con 1,30 m. Además, permiten que los comensales se miren perfectamente y las conversaciones puedan ser compartidas. Las dimensiones de una mesa rectangular, para la misma cantidad de personas, son respectivamente, si se colocan dos personas en las puntas de la mesa, de 0,90 m por 1,40 m y de 0,90 m por 2 metros.

Evidentemente, la mejor solución es la mesa alargable, que permite una gran flexibilidad en cuanto a la cantidad de invitados.

Si su mesa es demasiado pequeña, haga cortar un panel de aglomerado de las dimensiones que desee. Adáptela a su mesa manteniéndola fija mediante un par de tablas que la sujeten, o colóquela sobre caballetes. En este último caso, adquiera un mantel lo suficientemente amplio como para disimularlos.

El mantel

El blanco en el mantel es el color más elegante. Así, la mesa, con la vajilla, el centro y el resto de los elementos estará suficientemente adornada. Primero se coloca un tapete de fieltro o un muletón grueso, a fin de proteger la mesa y evitar que los platos y cubiertos suenen al apoyarlos. Encima se coloca el mantel, que debe caer por los lados a media altura de las patas de la mesa. Si queremos darle una mayor elegancia colocaremos encina un cubremantel, de un solo color.

También es apropiado un gran mantel con mantelitos individuales, en ambos casos la servilleta se colocará encima del plato o a la izquierda de éste.

Aunque los manteles de papel sean muy prácticos no se le ocurra ponerlos cuando tenga invitados, ya que supone casi un desprecio hacia ellos. Por supuesto, eso mismo incluye a las servilletas que deben ser del mismo tejido y color que el mantel.

Aunque las flores o los adornos, especialmente las velas, queden muy bien en una cena romántica, sobran en una cena para amigos o familiares. No se olvide de sacar esa lujosa cubertería que solamente emplea para las grandes ocasiones, así como la vajilla ampliamente decorada. La explicación para tanto detalle es que los invitados agradecen siempre que se les haya tenido en cuenta y que se emplee con ellos ese interés en agradarles.

La vajilla para invitados

Evidentemente, lo ideal es tener dos juegos: uno de porcelana fina para las grandes ocasiones y otro de cerámica, loza o porcelana gruesa para cada día. Siga estos consejos:

- La porcelana fina es muy cara y, por lo tanto, cuando la compre piense que tendrá que utilizarla durante muchos años.
- Evite los decorados recargados y elija preferentemente un modelo clásico, para no cansarse.
- Reserve la fantasía para el juego que vaya a utilizar a diario.
- Si compra un juego completo, constará de doce servicios, pero si compra las piezas por separado, piense que es

conveniente prever un mínimo de ocho cubiertos.

Ésta es la composición clásica de un juego de mesa:

24 platos planos
24 platos hondos o soperos
12 platos de postre
1 bandeja redonda, 1 honda, 1 ovalada
1 fuente para legumbres
1 ensaladera
1 sopera
1 salsera
1 fuente para entremeses o fiambres
1 fuente para tarta
1 fuente para pastel
12 tazas de café

Otros muchos elementos pueden completar este juego básico y debería ir comprándolos según sus necesidades o posibilidades. Entre ellos están las fuentes especiales (de espárragos, de ostras, de caracoles), los boles de consomé, una compotera y copas de frutas, un servicio de fondue y las hueveras.
Un juego de té también es muy útil, pues no sólo le servirá para el té, sino también para las tisanas que sus invitados deseen tomar después de la comida.

No ponga vasijas especiales para lavarse los dedos y sustitúyalas por servilletas perfumadas y rodajas de limón.

La cubertería

Por muy esencial que sea la cubertería debe constar de:

12 cucharas soperas
12 tenedores de carne
12 cuchillos de carne
12 tenedores de pescado
12 cuchillos de pescado
12 tenedores de postre
12 cuchillos de postre
12 cucharas de postre
12 cucharillas de moka
Una paleta de tartas
Un cazo, cuchara y tenedor grandes para servir

Dependiendo del menú preparado se escogerá el cubierto de carne o de pescado, y una vez elegido el más adecuado siempre hay unas normas fijas, tanto para el comensal como para el anfitrión. Los cubiertos se sitúan poniéndolos en el mismo orden en que van a ser empleados, por eso habitualmente encontrará las cucharas en primer lugar, es decir la más alejada del plato, y los de postre en el último, o sea, los más cercanos al plato. De esta manera se facilita también a los invitados el trabajo detectivesco que supondría averiguar cuál es el cubierto más idóneo para cada plato. Si los cubiertos requeridos son muchos, también puede entregar los del postre cuando llegue el momento.

Cualquier bandeja que ponga en la mesa, para que los invitados coman libremente, deberá disponer de los adecuados cubiertos para servirse, sin que las personas tengan que utilizar los propios.

El arte de manejar la cubertería

Unos utensilios que se inventaron para facilitarnos la labor de comer se convierten en ocasiones en un tormento para las personas. Y es que algo tan sencillo como tomar una sopa con cuchara o cortar un filete, en ocasiones queda convertido en una técnica tan sofisticada que se hace insoportable para quienes no están acostumbrados.

Es difícil explicar cómo se puede conseguir cortar la carne manteniendo los codos herméticamente pegados a los costados, en franca oposición a quienes prefieren abrirlos al máximo, sin tener en cuenta la distancia con sus compañeros de mesa. De lo que se trata, pues, es de lograr un equilibrio tratando de controlar, simultáneamente, los codos y el filete.

Las reglas básicas ya las sabemos, como son apoyar la cuchara en el dedo medio mientras sujetamos con el índice y presionamos con el pulgar, posición esta que adoptaremos también cuando empleemos el tenedor, mientras que para el cuchillo tendremos que efectuar la presión con el dedo índice, mientras el pulgar controla el movimiento. En esta operación la labor más delicada es cuando el filete se resiste a ser cortado y la fuerza de la muñeca se muestra insuficiente. Nuestro instinto es levantar el codo para aumentar la palanca, algo que debemos evitar. Resulta mucho más práctico y sencillo pedir un cuchillo que realmente corte, con lo cual delegamos la responsabilidad en los inadecuados cubiertos.

Un detalle: nunca lleve el cuchillo a la boca para comer.

La cristalería

Una cristalería completa consta de 48 piezas:

- 12 copas de agua
- 12 de vino tinto
- 12 de vino blanco

- 12 de cava (las más adecuadas son las de flauta, aunque también se admiten las que tienen forma de tulipán. Nunca se debe recurrir a las planas, ya en desuso, pues dejan escapar el bouquet.
- Siempre conviene tener algunas copas de balón, por si se presenta el momento de tomar un coñac.

Detalles:

- En una fiesta las copas han de ser siempre de cristal transparente, para poder apreciar el color de los vinos.
- La copa más grande es la de agua. Habitualmente se sitúa a la izquierda, a continuación se pone la del vino tinto, un poco más pequeña y panzuda que la anterior, luego sigue la del vino blanco, más pequeña aún, y por último se coloca la copa de cava, que como ya hemos comentado la que tiene forma de flauta es la más recomendada.
- Suele ser habitual que nunca se pongan vasos, reservándose para las reuniones más informales.
- Como lo tradicional es poner vino, gaseosa y agua en las comidas, no tendrá mucho problema para disponer de la adecuada cristalería.

- Despúes puede incorporar las tradicionales copas redondas para el brandy, y las minúsculas para los licores.

EL VINO EN LA COCINA

El vino tiene un importante papel no sólo en la mesa sino también en la cocina, siendo tan importante como la harina, la sal, las especias, etc. Es por ello conveniente utilizar el vino adecuado a cada guiso y no practicar un equivocado ahorro, pues se trata de añadir un sabor que enriquezca un plato. Se dice que el vino que no es bueno para beber, tampoco lo es para cocinar, aunque como regla general, los vinos que se utilicen en la cocina deben ser jóvenes y secos; una norma importante es la de usar el mismo vino que después se servirá acompañando el plato.

La temperatura del vino

Ahora averiguaremos algo más sobre cómo servir el vino blanco, presentar un Ribera del Duero, degustar un Gran Reserva o un Jerez oloroso, pues de estos requisitos depende que podamos degustarlo y disfrutarlo correctamente.

- Tinto Joven: de 12 a 15º C, superior para ligeros e inferior para fuertes.
- Crianza, reserva y gran reserva: de 16 a 18º C, superior para ligeros e inferior para fuertes.
- Blancos jóvenes: de 6 a 10º C.

- Blancos dulces o semidulces: de 6 a 10º C.
- Blancos secos: de 8 a 12º C.
- Rosados: de 9 a 12 º C.
- Claretes: de 12 a 15º C.
- Cava brut: de 4 a 6º C.
- Cava rosado: de 7 a 8 º C.
- Sidra: de 4 a 6º C.
- Jerez: de 8 a 10º C, la manzanilla y de 11 a 15º C los olorosos.

Algunos consejos

- Por encima de los 18º C los grados alcohólicos se destacarán demasiado.
- Para enfriar blancos y rosados, meter la botella tumbada en la parte baja del frigorífico 20 minutos aproximadamente y mantenerla durante la comida en una cubitera con hielo y agua a partes iguales.
- Los cavas se enfrían en el frigorífico durante 30 minutos, pero en posición vertical, nunca en el congelador que hace que pierda su sabor.
- Los tintos se sacan a temperatura ambiente un par de horas antes de su degustación.
- Para calentar un vino, ponerlo al baño María, aunque esto hará que se desprenda la etiqueta y los invitados no sabrán que vino les estamos sirviendo.

- Conserve los vinos entre 13 y 15° C, con una humedad ambiental de un 75%.

Un vino para cada plato

Charcutería
Vinos jóvenes con aroma.

Entremeses
Vinos jóvenes con aroma.

Frutas
Vinos dulces (Málaga, moscatel) Cava dulce o semiseco.

Ensaladas
Ningún vino.

Consomé frío o caliente
Vino amontillado o Jerez.

Arroz
Vinos claretes, rosados o tintos ligeros.

Huevos
Elija el que quiera, pero que sea seco.

Ostras, mariscos
Vinos blancos secos.

Pescados a la parrilla
Vinos blancos secos, igual que para las ostras y los mariscos.

En salsa
El mismo vino que haya servido para hacer la salsa.
Blancos secos con cuerpo.
Tintos para la caldereta, el bacalao, los crustáceos en salsa fuerte, la sopa de pescado.

Ahumados
Vinos blancos secos.

Patés
Vinos blancos secos, si se sirven al comienzo de la comida.
Foie gras
Tintos, al final de la comida.

Carnes blancas
Vinos tintos ligeros, eventualmente Rioja blanco o ciertos rosados secos del Penedés.

Carnes rojas
Vinos tintos con cuerpo.

Carne en salsa
El mismo vino que puso en la salsa. Vinos tintos con cuerpo.

Caza Con pelo
Vinos tintos con mucho cuerpo.

Caza con plumas
Vinos tintos.

Y LLEGÓ LA HORA DE COMER

La puntualidad es un signo de respeto en cualquier acto de nuestra vida, pero aún más cuando se trata de una reunión en la que están involucradas muchas personas. Tampoco es correcto llegar demasiado pronto, pues puede pillar sin arreglar a los anfitriones.

Un anfitrión a quien la comida se le ha retrasado por diversos motivos, siempre puede entretener a los invitados con un aperitivo o efectuando las presentaciones, pero el invitado no dispone de esos recursos. Si sabe que su llegada se retrasará debe avisar por teléfono explicando los motivos, insistiendo en que empiecen a comer por si acaso se le complican las cosas. De ellos depende la decisión de esperar a que llegue.

La disposición de los invitados en una mesa la decide el anfitrión, no dejando nunca a los comensales esta distribución, en ocasiones embarazosa. De una manera genérica, esta es una manera adecuada para distribuirlos:

- Los anfitriones ocuparán uno de los extremos de las mesas rectangulares, en un lugar que les permita levantarse sin molestar a nadie.
- A su derecha se sentarán las personas más importantes para ellos, ya sea por parentesco familiar o a causa del motivo de la fiesta. Si asisten familiares

directos, padres o hijos, ellos deben ocupar ese lugar.

- Procure intercalar varones con mujeres, aunque sin que ello le obligue a separar a las parejas establecidas.
- Los niños siempre junto a sus padres, pero si hay varios suele ser una buena medida ponerlos en la misma fila para que no se aburran. No les obligue a que se queden en la mesa hasta que los mayores terminen los postres, el café y el licor.

Advertencias:

No ponga ceniceros en la mesa.

No se debe fumar hasta no abandonar la mesa, y menos aún hacerlo si alguna persona todavía está comiendo.

No deben existir restos de comida, ni en bandejas ni en los platos, cuando se sirva el postre. Este dato tiene aún mayor importancia cuando se sirve el café. El delicado y exquisito aroma de una taza de café no puede verse mezclado con restos de comida.

Ponga cuchillos que corten fácilmente, de no ser así, puede dar la impresión de que la carne está dura.

No utilice nunca los palillos para quitarse restos de comida de entre los dientes, al menos delante de los demás comensales.

Es regla universal que el momento de empezar a comer lo decida la anfitriona y en su defecto el varón, por lo que no debe demorar esto por estar conversando o cualquier otra circunstancia no excusable. Debe evitar que por algún retrasado la comida se enfríe o se deteriore por permanecer demasiado tiempo en los platos.

Existen otras reglas de comportamiento que conviene recordar

- Nadie debe alterarse cuando se vierta algún vaso, ni caiga en la vulgaridad de tocar el vino derramado y decir "alegría, alegría". Deje que sean los anfitriones quienes limpien todo sin perder una sonrisa. Por supuesto, evite gritar si el culpable es un niño. Dígale en un buen tono que no tiene importancia, puesto que con seguridad estará asustado.
- Si los niños crean algún problema, lloran o no obedecen, nunca pierda la calma y tráteles con sumo cuidado. Por encima de los invitados están ellos y ya tendrá tiempo posteriormente de reprenderles por su mal comportamiento. Del mismo modo, delante de la gente debe olvidar siempre sus propios problemas familiares o laborales y no aprovechar

para sacar a relucir sus desavenencias matrimoniales.

- Trate de usar juntos tenedor y cuchillo, evitando manejar el tenedor en solitario.
- La servilleta siempre sobre las rodillas y cuando termine no la doble, aunque esté sin usar.
- No sorba la sopa con la cuchara; deposítela en su boca.
- No sople nunca la cuchara por muy caliente que esté, más vale que espero un poco para empezar a comer.
- No corte más pan que aquel que vaya a comer, evitando, por tanto, dejar trozos mordisqueados en la mesa.
- No prepare minuciosamente el pescado antes de comerlo. Quite las espinas y la piel a medida en que lo vaya comiendo.
- No coma tan despacio que obligue a los demás a esperarle para el segundo plato. Si se retrasa, diga que no quiere más.
- Los ruidos al comer se mitigan comiendo todos al unísono y el mismo tipo de alimentos.
- Empiece por servir a la persona situada a la derecha del anfitrión, aunque actualmente se hace ya en el mismo sentido que las agujas del reloj, especialmente si los invitados se sirven ellos mismos de una fuente que les

muestra el camarero. Si tiene empleados no olvide darles las gracias cuando le hayan servido, aunque un simple gesto puede ser suficiente.

- Si hay pocas personas puede servir primero a las mujeres, aunque es posible que alguien lo considere sexista.

- Si la comida es más íntima evite traer los platos desde la cocina y mejor ponga todos en su sitio y sitúe las fuentes para que cada comensal coja la cantidad que le guste. Otra buena solución es situar una mesa con todos los alimentos y que cada cual se levante para coger lo que le guste.

- No corte todos los trozos pacientemente y luego proceda a comer. Hágalo de uno en uno y deje lo que no quiera tan entero como se lo sirvieron. Solamente hay una excepción: los niños. A ellos se les perdona esto y todo lo demás, por lo que evite regañar a un niño que no sepa cómo y cuándo se debe comer. Si lo hace, quien quedará mal es usted, y no el pequeño.

- No incline el plato de sopa para apurarlo hasta el final. Deje la cuchara encima cuando termine.

- Cuando tenga que coger alimentos de una fuente y tenga miedo que se le caigan en el camino, emplee la cuchara para cogerlos y el tenedor para sujetarlos en su recorrido, pero hágalo con las dos manos.

- Cuando haga una pausa en la comida coloque el cuchillo y el tenedor dentro del plato formando un ángulo entre sí. Sin embargo, cuando haya terminado, ponga los cubiertos uno al lado del otro en el lado derecho.

- Ya sabemos que una de las mayores habilidades es conseguir comer el pollo sin mancharse las manos, aunque la mayoría de la gente prefiere pelearse con el tenedor y el cuchillo antes que hacerlo con las manos. Con respecto a esto último, parece ser que la moda trata de frenar esa costumbre de comer ciertas carnes con las manos, pero si elige emplear los cubiertos seguramente quedará como una persona educada. Con el fin de no hacer un ejercicio de potencia pura, cuando tenga que cortar un pollo o similar, busque siempre las articulaciones e incida el cuchillo en los tendones.

- Un problema adicional es que le hayan puesto el pollo o el conejo ya troceado, puesto que le será casi imposible comerlo con cuchillo y tenedor, especialmente las alas. Puede hacerlo con las manos, más preciso aún con las yemas de los dedos, pero evite, bajo cualquier circunstancia, chupar los huesos por mucho que le tiente hacerlo.

- Si es aficionado, como cualquiera, a mojar la salsa con el pan hágalo discretamente y con el tenedor, pero no repita más de tres veces la osadía. Por supuesto, ni se le ocurra mojar pan en las bandejas comunes o las ensaladas.

- Ya sabe que existen algunas otras excepciones para comer con las manos, como el marisco y los crustáceos. Al comerlos, trate de evitar hacer ruido con la boca como si estuviera dando un beso profundo. No hable nunca con nadie, si puede evitarlo, mientras está inmerso con manos y boca en comer placenteramente uno de estos alimentos. Sin quererlo, perdemos algo nuestra compostura y nuestras inmaculadas manos y boca presentan, de momento, un aspecto poco agradable.

- Tome el consomé bebiéndolo como si fuera café. Cuando termine, deje la cuchara en el plato.

- Sea discreto a la hora de tomar mejillones y ostras, no se los meta en la boca en su totalidad para luego escupir la concha. Un término medio es lo mejor.

He aquí algunos ejemplos para comer adecuadamente la fruta

El **plátano** está permitido pelarlo y comerlo con las manos, pero también denota educación cortar los extremos, abrirlo longitudinalmente con el cuchillo y luego comerlo a rodajas. Esta técnica no es necesaria que la emplee en familia, pero puede aprovechar para aprender.

Las **manzanas** y las **peras** se suelen cortar sobre el plato en cuatro trozos y una vez eliminado el corazón se pueden comer con o sin cáscara.

Las **naranjas** son un serio problema para pelarlas artesanalmente, tal y como hemos visto realizar a camareros expertos. Si lo intenta es posible que se quede usted solo en la mesa mientras sus compañeros están ya en sus casas. Un término medio es cortarla en varios trozos y comerla luego con las manos, aunque nadie le dirá nada si prefiere hacerlo al modo tradicional: cuchillo para la cáscara y luego comer uno a uno los gajos. Recuerde que es frecuente que en esta operación salga con fuerza hacia nuestro compañero de mesa un chorro de zumo, directo justo hacia sus ojos. Si tiene miedo de que esto suceda, emplee entonces cuchillo y tenedor para cortar los gajos.

El **melón** es sencillo, puesto que bastará con cortar pequeños gajos con el cuchillo y llevárselo a la boca con el tenedor, siempre y cuando el anfitrión lo haya presentado ya previamente sin cáscara y pepitas. Si quedan restos de pepitas, y eso vale para la sandía, utilice un tenedor para dejar todo bien limpio antes de comer.

OTRAS NORMAS SOCIALES

Existen unas "normas sociales" que parece que ya no están de moda, pero muchas de ellas vienen de tiempos muy antiguos y en la actualidad pensamos que son costumbres caducas. Incluso muchos las evitan pensando que es preferible exhibir una actitud personal que le muestre ante los demás como una mujer o un hombre de "ideas propias". Se trata de un grave error. Aunque en las películas siempre da muy buenos resultados, en el mundo real, ante una persona con educación, que jamás le llamará la atención sobre su actitud, quedará como un maleducado. Imagínese que ocurrirá si de esa persona depende su futuro empleo o un ascenso en el trabajo actual.

Estas normas se establecieron para evitar problemas, situaciones tirantes y conflictos que, además, deben demostrar ante los demás nuestra valía personal, el respeto que tenemos por nuestros semejantes y el autocontrol que poseemos. En muchas ocasiones nuestra inteligencia será medida por cómo seamos capaces de aplicarlas.

Si no le indican el **vestuario** que debe llevar no intente impresionar con su ropa. En una boda, por ejemplo, no olvide que los que deben destacar son los novios y los padrinos, no intente sobresalir tanto que lo puedan confundir con uno de ellos. Tampoco caiga en el exceso contrario y lleve una ropa capaz de hacerles pensar que no se ha cambiado para la ocasión.

La **puntualidad**, ya lo hemos dicho, es importante, y la cortesía permite un retraso máximo de diez minutos. Tampoco se presente antes de la hora fijada, aunque cinco minutos es más que correcto.

Si decide llevar un pequeño **regalo**, o las circunstancias lo obligan, procure que no sea un postre o una botella de vino; a no ser que tenga la confianza necesaria con sus anfitriones o lo haya convenido antes con ellos. El regalo debe entregarse a la señora de la casa, y solo se lo dará al señor si la fiesta está dedicada a él; reglas antiguas, es cierto, pero que nadie quiere romper.

Respecto al **saludo**, los lo hacen estrechándose la mano de forma firme pero sin apretar en exceso. Las mujeres deben besarse al saludarse, siempre sin prácticamente rozarse para evitar estropear el maquillaje. Tanto hombres como mujeres, cuando saluden a la anfitriona, pueden besarla si tienen confianza con ella, de lo contrario una ligera inclinación de cabeza será suficiente. Cuando esté invitado por unas personas de alta categoría social o política, evite llevar la iniciativa en el saludo, y deje que ellos lleven la iniciativa del cuándo y el cómo.

Coma o **beba** con moderación. Cuando no quiera algo simplemente diga "no, gracias" evitando gesticular o hacer muecas. No pregunte por los ingredientes de un plato mientras come. Si está muy interesado en la receta puede preguntar por ella después, siempre que esté seguro de que la anfitriona es la que lo cocinó.

Si necesita **ir al baño** no se le ocurra anunciarlo con comentarios "graciosos"; simplemente diga, "¿me disculpan un momento?"

A la hora de la **despedida** diga "adiós" con sencillez y sin hacerlo largo. Hay personas que emplean en despedirse varios minutos, con largas conversaciones en el rellano de la escalera, lo que resulta indudablemente inadecuado. Si lo hace, todos sus vecinos averiguarán en unos minutos circunstancias de su vida que hasta entonces permanecían en secreto. Tampoco se quede a solas con las personas que le han invitado. Simplemente agradezca la invitación y si le ha gustado algo no lo elogie en particular, no se refiera a algo específico, realice el elogio en general por la fiesta.

Recomendaciones

- No hable de temas polémicos como la política, el fútbol o la religión, pues estropeará la fiesta si se produce una discusión. Si no puede evitar la conversación realice comentarios cortos y no haga de ella una cuestión personal.
- Siempre beba una copa de menos.
- Tenga cuidado con las personas que hayan llegado con pareja. No acapare a nadie porque puede herir sentimientos.
- Es un buen detalle traer un obsequio para el anfitrión varón, pero que sea discreto y nada ostentoso. Evite que los demás invitados lo vean forzosamente.
- No trate de que los demás escuchen sus chistes. Si se considera gracioso escoja un pequeño grupo al que le guste escucharle.
- Es frecuente que las mujeres formen grupos, lo mismo que los varones. No luche contra ello y deje que cada cual escoja con quién quiere hablar.
- Si se va a brindar y no bebe alcohol no pida agua o levante la copa vacía. Brinde con normalidad y mójese después sólo los labios.
- Recuerde siempre que le servirán los platos por la derecha y las fuentes para

que usted se sirva. Después los platos los retirarán por la izquierda. Esto le evitará algunas sorpresas.

- Tras producirse un pequeño incidente (discusión, rotura) no esté recordándolo durante toda la fiesta y no lo nombre cuando se despida. Lo mejor es que todos lo olviden lo antes posible.
- Si lleva flores a la anfitriona preséntelas de modo que no tengan que ocuparse de ellas. Cuando estén recibiendo a los invitados no tendrán tiempo para buscar un florero y le agradecerán poder dejarlas en cualquier lado.
- Mantenga una conversación amena sin querer acaparar toda la atención. No se olvide de escuchar. Haga preguntas o comentarios discretos que consigan animar a las otras personas a participar.
- No use esmoquin si antes no se lo han advertido. En una fiesta así le habrán mandado una invitación indicándoselo.
- Ante cualquier situación inesperada mantenga la cabeza fría y la compostura. Use su razón. Es preferible quedarse corto en halagos o disculpas que excederse.

ALGUNAS FIESTAS HABITUALES

El cóctel

Algunas personas prefieren este tipo de reunión más corta que una comida, y alejada de las horas habituales del almuerzo y cena. Este detalle debe tenerse en cuenta para permitir que los invitados lleguen a tiempo a sus casas para sus comidas habituales., aunque es de suponer que llegarán sin hambre. Normalmente se ponen canapés diversos, bebidas alcohólicas y zumos, todo ello situado estratégicamente para que los invitados puedan hablar, puesto que esta es la finalidad del cóctel. Si se lo puede permitir, lo mejor es contratar un camarero que se encargue de servir a los invitados, si eso no es posible es mejor que deje que cada uno se sirva lo que quiera y en el momento que desee.

Puesto que se trata de una reunión informal, en ocasiones de trabajo, mantenga siempre la mano derecha libre para estrecharla a quien se acerque. Aunque está muy de moda besar a las mujeres dos veces en la mejilla, deje que sean ellas quienes lleven la iniciativa. Ante la duda, estrechar la mano sigue siendo una buena costumbre y nunca da lugar a errores sociales. Si es varón, ni se le ocurra dar un beso a una mujer que tenga popularidad o una posición social mucho más elevada que la suya, a no ser que sea ella quien lo haga. Sin embargo, entre mujeres está mejor aceptado que se besen sin tener en cuenta las condiciones sociales.

Trate a todos los invitados con amabilidad y educación, sea cual sea su condición social, evitando ser sumiso y servil cuando le presenten a alguien muy poderoso, del mismo modo que debe evitar mantenerse deliberadamente al margen de los socialmente menos afortunados. Un comportamiento que nunca falla es adoptar siempre la discreción como norma.

A una reunión de empresa o de promoción puede llevar a su pareja o incluso a algún amigo que esté interesado en conocer gente, pero no deje de presentárselo al anfitrión cuanto antes.

Fiesta para los más pequeños

También los más pequeños suelen tener sus fiestas, y la persona encargada de organizársela ha de tener en cuenta que el menú de la fiesta ha de ser fácil de comer. Además, sitúe la comida lejos del alcance de los niños para que no se lancen sobre ella antes de tiempo. Para evitar manchas inoportunas, elimine los pasteles de crema, nata o mermelada, que resultan una fuente de problemas.

Si pretende contratar animadores o payasos, hágalo con tiempo, pues si espera al último momento corre el riesgo de quedarse sin animadores y tener que improvisar. Indíqueles los gustos del niño y sus centros de interés, para que su actuación esté vinculada a ellos o los tenga en cuenta.

En una fiesta infantil, la habitación en que se desarrolle ha de tener un aspecto simpático, algo que se puede lograr soltando una buena cantidad de globos de diversos colores hinchados, que subirán hasta el techo. Para conseguir que los globos aguanten un poco más, suponiendo que el techo sea liso, se coge un paño de nylon y, antes de soltarlos, se frota con él la curva superior de los globos. La electricidad estática hará que se peguen al techo y se mantengan ahí más tiempo.

Fiesta fin de año

- Son muchos los países que celebran la Nochebuena y el Fin de Año de una forma muy especial, por lo que es importante concederle una mención de forma individual. Estas son las normas generales:
- Si la fiesta de fin de año o similar está prevista de tal manera que cada invitado deba traer algo, como bebidas o comida, hágalo saber con antelación.

- Si sirve bebidas alcohólicas, no se olvide del hielo, y piense que en una fiesta el hielo nunca sobra.
- Si el agua del grifo no es de primera, utilice agua de garrafa para llenar las cubiteras de hielo.
- Apunte fruta fresca en la lista de la compra.
- Las limas, limones o naranjas debes estar cortadas a rodajas antes de que llegue el primer invitado. No espere al final para hacerlo.
- Resulta mucho más sencillo preparar un abundante cóctel para todo el mundo, en lugar de permitir que cada uno pida lo que quiera. Si se decide por esta opción, analice si le convendría preparar una bebida con alcohol y otra sin.
- Recuerde, por último, que es responsable de la salud de tus invitados y que no debe animarles a beber en exceso.

PLATOS ESPECIALES

EL PAVO

En cuanto a los platos a preparar, de todos es sabida la importancia del pavo en las cenas o comidas de esos días, por lo que es imprescindible conocer variadas recetas para no repetir.

Esta ave gallinácea, grande, con una cabeza y cuello desprovistos de plumas y cubiertos de carúnculas rojas, dotada de una peculiar membrana eréctil en la parte superior del pico, procede del continente americano, siendo llevada a Europa por los españoles. Su implantación fue lenta, pues competía contra el pollo, ave de carne más suave y si este se convertía en capón mejor que mejor. Pero su tamaño y su carne le permitían competir con otras aves del viejo continente, como el pavo real, muy bello pero en cazuela muy duro, o el faisán, un ave de caza con sabores muy recios. Aunque nos parece un animal poco agraciado, una vez en el horno es especialmente atractivo.

Todas las recetas de pavo al horno tienen un común denominador: el relleno. Éste es necesario para que aporte suficiente jugo a una carne, ya que es un poco seca. Los rellenos se hacen de infinidad de formas, y lo importante es que sea rico e impregne al pavo con su aroma y su jugo.

Dado que la carne es un poco dura, una de las formas de ablandarla es inyectarle una mezcla de zumos y licores, que rompan las fibras y le den un aroma especial.

Un pavo bien dorado y cocinado da un aspecto muy sugerente a una mesa de navidad, y más si es presentado con gusto y acompañado de alguna ensalada verde y un puré de manzanas, de castañas o de patatas.

PAVO ASADO CON SETAS Y CASTAÑAS

Ingredientes para 6 personas

1 pavo de 2 1/2 kg aproximadamente
1/4 de tocino de jamón
6 cebollas pequeñas o cebollitas francesas
5 dientes de ajo sin pelar

Ingredientes para el caldo

Las patas y las alas del pavo
Esqueleto de pollo y de pavo
1/2 kg de gallina
1 puerro
2 patatas
3 zanahorias
1/2 botella de vino blanco o vino de Jerez
1/2 kg de castañas

1/2 kg de setas o níscalos
Aceite de oliva, sal y orégano

Puré de castañas
Leche
50 g de mantequilla

Preparación

Se cortan las alas del pavo y se reservan para el caldo. Se sazona y se unta de aceite de oliva todo el pavo; por dentro y por fuera. En el interior se pone un poquito de orégano, 3 trozos de tocino de jamón y una cebolla entera. Si las patas del pavo están muy separadas, se atan con bramante cruzándolas.

Con unos palillos redondos, se pinchan las tiras de tocino de jamón entre las patas y por toda la pechuga.

En una fuente de horno grande, en donde quepan con holgura todos los ingredientes, se cubre el fondo con aceite de oliva, se coloca el pavo en el centro, y alrededor las cebollas y los ajos. Se asa durante 2 ó 3 horas (dependerá del tamaño) a 180º de temperatura, rociándolo continuamente con el caldo que se ha preparado.

Para saber cuándo el pavo está en su punto, se pincha con un tenedor o una brocheta la pechuga del pavo. Si el jugo sale rosado, hay que asarlo más y pinchar otra vez a los 15 minutos. 10 minutos antes de que termine de asarse, se colocan en la fuente 1/2 kg de castañas peladas y cocidas durante diez minutos.

Una vez asado el pavo, se deja reposar unos 30 minutos, y cuando esté frío le quitamos el bramante.

En una sartén se rehogan las setas junto con un ajo picado. Cuando se haya consumido todo su líquido, se le añade 1/2 vaso de la salsa del pavo y sofreímos sin dejar de removerlo con una tenedor de madera. Se coloca el pavo en el centro de una fuente grande y alrededor las castañas junto con las setas. Se rocía con un poco de su salsa.

Se acompaña con dos salseras; en una se vierte la salsa del pavo, y en la otra un puré de castañas. Se trincha y se corta en la mesa.

Preparación del Caldo de Pavo

En una olla se colocan todos los ingredientes del caldo y se vierte agua hasta cubrirlos. Cuando el agua está en ebullición, se echa la sal y el vino (la cantidad de vino depende del gusto de quien lo prepare). Se cierra la olla y se reduce el fuego para cocerlo lentamente durante una hora y media aproximadamente.

Preparación del Puré de Castañas

Se cuecen las castañas con su piel durante 10 minutos, y después se pelan. Se ponen en una cazuela y se cubren de leche, removiendo hasta que las castañas estén tiernas. Se mezcla con la mantequilla y se bate todo con una batidora eléctrica.

PAVO ASADO CON MANZANAS

Ingredientes para 6 personas

1 pavo de 2 kg aproximadamente
1/4 de tocino de jamón
4 manzanas reinetas no muy grandes
6 cebollas pequeñas o cebollitas francesas
5 dientes de ajo sin pelar
Caldo de pavo

Ingredientes para el caldo
Las patas y las alas del pavo
1 esqueleto de pollo y otro de pavo
1/2 kg de gallina
1 puerro
2 patatas
3 zanahorias
Vino blanco
Aceite de oliva, sal y orégano

PAVO CON CASTAÑAS

Ingredientes para 6 personas

7 cucharadas de caldo
500 g de castañas cocidas
1 cucharada de harina

250 g de magro de cerdo
100 g de manteca
2,5 kilos de pavo tierno
Pimienta
Sal

Preparación

Se limpia el pavo, se rellena con una masa compuesta de magro de cerdo picado, las castañas cocidas y sin pieles, enteras y rehogadas con manteca de cerdo, la sal y la pimienta, una cucharada de harina y al final el caldo.
Se introduce todo dentro, se cose el pavo y se ata.
Se unta de manteca y se pone en la fuente de asar con un poco de agua y sal.
Mientras dure el asado se rocía de vez en cuando, con su jugo. Si el pavo es grande se necesitan unas dos horas y media de cocción aproximadamente a 180º.

PAVO RELLENO

Ingredientes para 6 personas

1 pavo no muy grande
1/4 de tocino de jamón
3 manzanas reinetas no muy grandes
4 cebollas pequeñas o cebollitas francesas
5 dientes de ajo sin pelar

Caldo de pavo realizado

Ingredientes para el caldo
Las patas y las alas del pavo
1 esqueleto de pollo y otro de pavo
1/2 kg de gallina
1 puerro
2 patatas
3 zanahorias
1 buen vaso de Jerez
Aceite de oliva, sal y orégano

Para el relleno
1/4 de carne de ternera picada
1/4 de pechuga de pollo picada
100 g de jamón en dados
El hígado del pavo
100 g de miga de pan
1 huevo
1 copa pequeña de jerez
3 trufas
3 cucharas de leche
50 g de ciruelas y pasas

Preparación

Se cortan las alas del pavo y se reservan para el caldo. Se sazona y se unta de aceite de oliva todo el pavo; por dentro y por fuera. En el interior del pavo se coloca el relleno, y se atan las patas del pavo con bramante cruzándolas. Con unos palillos redondos, se pinchan las tiras de tocino de jamón entre las patas y por toda la pechuga.

En una fuente de horno grande, en donde quepan con holgura todos los ingredientes, se llena todo el fondo de aceite de oliva. Se coloca el pavo en el centro, y alrededor las cebollas, los ajos y las manzanas.

Se asa durante 2 ó 3 horas (dependiendo del tamaño del pavo) a 180º de temperatura. Mientras dure la cocción hay que ir rociándolo continuamente con el caldo que se ha preparado.

Para saber cuándo el pavo está en su punto, se pincha con un tenedor o una brocheta la pechuga del pavo. Si el jugo sale rosado, hay que asarlo durante más tiempo y pinchar otra vez a los 15 minutos. Una vez asado el pavo, se deja reposar unos 30 minutos, y una vez frío se le quita el bramante y se trincha. Se desprenden primero los muslos, se corta la pechuga en filetes y el relleno en el centro. Se coloca todo en una fuente con patatas enanas cocidas alrededor.

Preparación del relleno

En un recipiente se mezcla la carne con la miga de pan bañada en leche y el jamón. Después se añade el huevo batido, el jerez, las trufas y las ciruelas en trocitos y las pasas. Se amasa todo bien y se mete en el pavo.

PAVO RELLENO CON COMPOTA DE MANZANAS

Ingredientes para 6 personas

1 pavo de 3 Kg.

Ingredientes para el relleno

1/4 kg de magro de cerdo picado
1/4 de ternera picada
50 g de tocino de jamón picado
2 manzanas
200 g de ciruelas pasas sin hueso
1/2 vaso de vino oloroso de Jerez
Nuez moscada
Una pizca de canela en polvo
Sal y pimienta molida
Compota de manzanas
1 apio grande
6 manzanas reinetas
1 tarro de castañas en almíbar
1 vaso de vino oloroso
1 1/2 de agua
1/2 cucharadita de nuez moscada
2 cucharaditas de pimienta blanca (en granos)
1 rama de canela
2 clavos
Sal

Preparación

Se mezclan todos los ingredientes para el relleno, mientras precalentamos el horno a 200º

Se pela y ralla las manzanas y las ciruelas pasas y se mezcla con las carnes, el tocino, la mitad de vino, los huevos y las especias.

Si fuese necesario se queman las plumas del pavo, y se le baña por dentro y por fuera con la otra mitad del vino oloroso. Se sazona con sal gorda y pimienta, se rellena con la mezcla anterior y se cose con una aguja fina.

Se coloca en una bandeja cubierta con papel de aluminio y se mete en el horno precalentado a 200º.

Después de una hora retira el papel y se riega con 1/2 vaso de caldo. Se baja el horno a 180º y se asa una hora y media más.

Cuando el pavo este hecho, se deja reposar con el horno apagado 20 minutos más.

Mientras se asa el pavo se puede preparar la compota de la siguiente forma: Se lava y deshebra el apio y se trocea. Se pelan las manzanas y se cortan en gajos. Se escurre el almíbar de las castañas y se cuece durante 15 minutos el agua, el vino, las especias y el apio.

Se añaden las manzanas, y diez minutos después las castañas. Se cuece 5 minutos más, se retiran las especies y se tritura.

Se sirve acompañando al pavo.

PAVO TRUFADO (Este plato hay que prepararlo con antelación).

Ingredientes para 6 personas

1 pavo deshuesado no muy grande
600 g de carne picada de ternera
300 g de carne de cerdo
1 vaso de vino oloroso
1 lata de trufas con el caldo
100 g de tocino de jamón en trocitos
1 loncha gruesa de jamón serrano en tiras
5 huevos
Pimienta blanca molida
Nuez moscada molida
Sal y mantequilla
Caldo de pavo realizado

Ingredientes para el caldo:

Las patas y las alas del pavo
1 esqueleto de pollo y otro de pavo
1/2 kg de gallina
1 puerro, 2 patatas y 3 zanahorias
Vino blanco y vino de Jerez

Preparación

En una olla se colocan todos los ingredientes del caldo y se vierte agua hasta cubrirlos.

Cuando el agua está en ebullición, se echa la sal, 1/2 botella de vino blanco y 1/2 botella de jerez. Se tapa la olla y se reduce el fuego para cocerlo lentamente (durante una hora y media aproximadamente). En un recipiente se mezclan la carne picada junto con el vino, los huevos batidos y las trufas en trocitos. Se sazona con la sal, la pimienta y la nuez moscada. Se remueve muy bien hasta que se ligan todos los ingredientes. Se introduce en el pavo deshuesado una capa de este relleno, después tiras del jamón y dados del tocino. Se vuelve a poner el relleno, y se siguen poniendo capas hasta que se rellena el buche del pavo. Se cose con hilo de bramante, tapando todos los huecos, y se ata todo el pavo alrededor para que no se abra. Se mete el pavo en la olla y se pone a cocer hasta que esté tierno (aproximadamente 2 horas). Se saca, se deja enfriar, se coloca en una fuente y se prensa. Se deja así durante dos días en un lugar fresco.

Este plato se sirve en una fuente cortado en lonchas.

ENTRANTES

(Aquí no se menciona el número de personas para las que está preparado, ya que dependerá del número de invitados, lo que determinará si debemos multiplicar por 2 o por 3 la cantidad de los ingredientes.

ANGULAS

Ingredientes

500 gr de angulas
4 cucharadas de aceite
1 ajo pelado
1 ñora (pimiento verde redondo).

Preparación

Ponemos el aceite en una cazuela de barro, cuando esté caliente añadimos el ajo partido en dos partes y la ñora, de la que habremos quitado la pepitas, con la carne hacia arriba.
Mientras se fríe, vamos raspando la carne del pimiento con una cuchara, sujetándolo con un tenedor.
Cuando el ajo está dorado se retira del fuego y se añaden las angulas ya cocidas.
Se calientan y se sirven inmediatamente.

APERITIVOS DE JAMÓN Y QUESO

Ingredientes

2 cucharadas de maicena
¼ litro de leche
30 g. de mantequilla
1 loncha de jamón de York
50 g. de queso parmesano rallado
Sal y pimienta

Preparación

En un cazo se derrite al fuego la mantequilla, se retira y se añade la maicena; después, poco a poco, se añade la leche fría removiendo hasta formar una crema sin grumos.

Se añade el queso, la sal y la pimienta y se pone al fuego hasta formar una crema de bastante consistencia, en cuyo momento se retira del fuego y se vierte sobre la loncha de jamón, la cual se enrolla para formar una especie de brazo gitano.

Se envuelve en un papel y se pone en el congelador durante unas horas hasta que se endurezca. Un poco antes de servirlo se saca y se corta en pequeñas rodajas.

Se sirve sobre panecillos tostados.

BOCADITOS FRITOS

Ingredientes

500 g de carne picada
2 huevos 1 diente de ajo picado
1/4 cebolla de picada
Perejil picado
Pan molido y sal

Preparación

Se mezcla bien la carne picada, el ajo, la cebolla, el perejil y un huevo.
En platos aparte dejamos preparado el otro huevo batido y pan rayado.
Con el preparado de carne hacemos albóndigas pequeñas, las pasamos por el huevo, después por pan rayado y las freímos. Se pueden servir como entrante o para acompañar un plato de pasta.

CANAPÉS DE ANCHOAS

Ingredientes

4 cucharadas rasas de maicena
1 ½ decilitros del leche
1 lata de filetes de anchoa
1 lata de anchoas enrolladas
6 rebanadas de pan de molde

50 g de mantequilla
Nuez moscada

Preparación

Se machacan los filetes de anchoa en un mortero hasta formar una pasta.

Se quita la corteza de las rebanadas de pan y se cortan formando canapés.

En un cazo puesto al fuego se derrite la mantequilla, se retira del fuego y se añade la maicena y la leche poco a poco hasta formar una crema sin grumos. Se vuelve a poner al fuego, se añade la nuez moscada y se deja cocer durante unos minutos hasta formar una bechamel espesa.

Se retira del fuego, se mezcla con la pasta de anchoas, y con la crema que se forma se untan los canapés, poniendo encima de cada uno de ellos una anchoa enrollada.

CANAPÉS DE LECHUGA

Ingredientes para 10 canapés

1 cogollo de lechuga
25 gr. de aceitunas deshuesadas
20 gr. de mayonesa comercial
50 gr. de pan
1 tomate

Preparación

Se pela el tomate, se corta por la mitad y se estruja para que suelte el caldo y las semillas. Se echa en la batidora con el cogollo de lechuga picado y las aceitunas. Batimos y añadimos las dos cucharadas de mayonesa. Todo bien mezclado se conserva en el frigorífico, dentro de un frasco de cristal y tapado con papel de aluminio atado alrededor.

CANAPÉS DE PASTA DE JAMÓN

Ingredientes para 10 canapés

1 cucharada de Jerez
125 g de Jamón cocido
30 g de margarina 100% vegetal
50 g de pan

Preparación

Ponemos en el vaso de la batidora el jamón cocido en trozos y la margarina ablandada; agregamos el Jerez, y batimos hasta obtener un puré muy fino, sazonando con sal y pimienta. Se conserva en un tarro de cristal que tapamos con un trozo de papel de aluminio atado alrededor y se deja en la nevera.

A la hora de servir se parte una rebanada de pan de molde en cuatro porciones y se unta cada una con la pasta preparada previamente.

CREPES DE ESPÁRRAGOS

Ingredientes

1 manojo de espárragos trigueros
1 manojo de berros
1 puerro
2 huevos
100 ml de mayonesa
1 cucharada de mostaza dulce
Tomates redondos
Sal y pimienta
Ingredientes para la pasta

2 huevos
250 ml de leche
100 g de harina
Una pizca de sal
Una pizca de azúcar y mantequilla

Preparación para los crepes

Batimos los huevos con una pizca de sal y otra de azúcar. Añadimos la harina poco a poco y la leche fría para desleír bien la mezcla.

Calentamos una sartén con mantequilla y echamos una cucharada de la mezcla anterior. Doramos por ambos lados y los vamos colocando uno encima de otro, en un plato tapado con papel de aluminio.

Se cuecen los huevos.

Se lavan los espárragos y se les corta el tallo duro. Se cuecen al vapor, se dejan enfriar y se cortan en trozos, reservando las puntas enteras.

Se pican los huevos duros y los berros, y se mezclan con los espárragos (salvo las puntas), la mayonesa y la mostaza.

Salpimentamos.

Se corta cada crepe por la mitad y se rellena con una cucharadita de la mezcla anterior colocando las puntas en los extremos. Se enrolla y se presentar con el puerro cortado en juliana y los tomates en rodajas para decorar.

CREPES DE ENSALADILLA

Ingredientes

150 g de maicena
100 g de harina
3 huevos
½ litro de leche

2 cucharaditas de aceite

Preparación

En un recipiente se mezclan, con cuchara de madera, la maicena, la harina y los huevos batidos; se incorpora la sal y, poco a poco la leche, cuidando de no formar grumos. En el último momento se echa el aceite y se deja reposar durante media hora. Se pone a calentar una sartén pequeña y con un cacillo se va echando la preparación anterior (la cantidad ha de ser poca, de manera que salga muy fina). Cuando veamos que se ha hecho por ese lado, le damos la vuelta para que se quede dorado por ambos lados.
Lo ponemos en un plato, lo rellenamos con ensaladilla rusa y se enrollan.

PALITOS DE QUESO

Ingredientes

125 g de maicena
175 g de harina
1 ½ decilitros de agua
200 g de mantequilla
200 g de queso gruyere rayado
1 cucharada de aceite
1 huevo batido

Sal, pimienta y pápikra

Preparación:

Se mezcla la maicena y la harina formando una corona sobre la mesa. En el centro se echa la mantequilla en trozos, el agua, la sal, la pimienta y la pápikra.

Se amasa formando una pasta, que se extiende con el rodillo hasta que tenga medio centímetro de espesor; se corta formando bastoncitos de tamaño aproximado de un dedo, que se ponen en una placa de hornear untada de manteca y enharinada.

Se pintan con el huevo batido en el que se ha diluido la cucharada de aceite; se espolvorea un poco de queso rallado sobre cada bastoncito y se ponen a horno fuerte durante 15 minutos, aproximadamente. Se sirven calientes.

PASTAS SALADAS

Ingredientes

150 g de maicena
100 g de harina
70 g de mantequilla
2 huevos
4 cucharadas de leche

1 cucharadita de levadura en polvo
1 cucharadita de cayena en polvo
1 cucharadita de aceite y sal

Preparación

Se mezcla la maicena, la harina y la levadura, formando una corona en la mesa. En el centro se añade un huevo, la leche, la cayena y la sal.
Amasamos formando una pasa que no se pegue ni a los dedos ni a la mesa; extendemos con un rodillo y con el cortapastas pequeño se forman las pastas; se van colocando en una placa de hornear untada previamente de manteca.
Se bate el huevo restante, añadimos la cucharada de aceite y con un pincel se pintan las pastas; luego se meten a horno moderado durante 20 minutos. Se sirven calientes como aperitivo.

PASTEL DE BEICON Y QUESO

Ingredientes para la masa

100 g de maicena
125 g de harina
3 cucharadas de aceite
1 decilitro de agua
Una pizca de sal

Ingredientes para el relleno

50 g de maicena
6 decilitros de leche
5 huevos
6 lonchas de beicon
¼ kilo de queso gruyere
Nuez moscada y sal.

Preparación de la masa

Se mezcla la maicena, la harina y la sal, formando una corona en la mesa, en cuyo centro se pone el aceite y el agua, y se amasa hasta que no se pegue ni a la mano ni a la mesa.
Se extiende con el rodillo y se forra un molde bajo y rizado, previamente enmantecado, que se mete a horno fuerte durante 15 minutos. Se saca y se reserva hasta su utilización.

Preparación del relleno

En un cazo se ponen los huevos batidos, se echa la maicena y, poco a poco, la leche, removiendo hasta que no forme grumos. Se incorpora la sal y la nuez moscada y se pone a fuego lento hasta formar una crema espesa.

En el molde que tenemos reservado se pone nuez moscada y sal, además del beicon cortado en trocitos, y el queso en láminas muy finas; se echa por encima la crema y se mete a horno fuerte durante 20 minutos, aproximadamente. Se desmolda con cuidado y se sirve caliente.

PATÉ DE GAMBAS

Ingredientes

7 palitos de cangrejo
200 g de gambas peladas
1 cucharada de tomate rito
1 cucharada de mayonesa
1 huevo cocido
1 cucharada de vinagre
1 cucharada de aceite
Sal y una cucharada de agua

Preparación

Ponemos todos los ingredientes a la vez en el vaso de la batidora. Batimos hasta obtener una pasta homogénea y algo espesa.
En un plato preparamos una cama de lechuga en juliana, y sobre ella colocamos la pasta formando una montaña.
Se sirve con panecillos tostados.

QUESO A LAS FINAS HIERBAS

Ingredientes

1 manojo de cebollón
1 cucharadita de perejil
1 cucharadita de eneldo
1 cucharadita de estragón
1/2 vaso de aceite de olivo
3 dientes de ajo fileteados
250 g de queso cremoso

Preparación

Se pican finamente todas las hierbas.
En una sartén ponemos a calentar el aceite, se retira del fuego y se añaden las hierbas.
Se vierte el aceite sobre el queso y se guarda, tapado, en el frigorífico por espacio de 24 horas.
Pasado este tiempo se hornea a 200 grados durante 15 minutos.

SETAS AL AJILLO GRATINADAS

Ingredientes

4 cucharadas de aceite de oliva
3 dientes de ajo
1 guindilla sin semillas y cortada en tiras

600 g de setas cortadas en tiras
1/2 vaso de vino blanco
100 g de queso manchego o gruyere rallado
Sal y pimienta al gusto.

Preparación

En una sartén con el aceite caliente, ponemos el ajo fileteado y la guindilla, y lo dejamos hacer por espacio de un minuto.

Añadimos las setas, el vino blanco y cocinamos hasta que el líquido se evapore. Se sazona con sal y pimienta.

Colocamos las setas en un molde antiadherente, espolvoreamos con queso y horneamos a 180° C durante 10 minutos o hasta que se gratine.

TERRINA DE SALMÓN

Ingredientes

250 g de salmón noruego fresco en trozos sin piel
250 de salmón ahumado noruego en lonchas finas
1 chorrito de coñac
4 decilitros de nata
1 cucharada sopera de pimienta verde
Sal y pimienta negra
Aceite de oliva

Preparación

Freímos el salmón fresco en un poco de aceite a fuego lento, removiendo con una cuchara de madera, y flameándolo con el coñac y reservar.

Trituramos el salmón ahumado con la mitad de la nata hasta hacer una pasta.

Añadimos el salmón fresco, pimienta, sal y el resto de la nata. Se remueve bien y se vierte en la terrina.

Se deja enfriar y se sirve.

PRIMEROS PLATOS

BERENJENAS RELLENAS DE ARROZ

Ingredientes para 6 personas

6 berenjenas
250 g de arroz
2 vasos de agua
2 vasos de cava
2 dientes de ajo
Pimiento verde
1 zanahoria

Preparación

Se asan las berenjenas en el horno embadurnadas con un poco de aceite y envueltas en papel de aluminio. Cuando estén asadas, se sacan y se dejan enfriar. Se cortan por la mitad y se saca toda la carne con cuidado para que no se rompa la piel. En una batidora se bate la carne de la berenjena, 1 diente de ajo, la sal y un chorrito de aceite. Se colocan encima de las pieles de berenjena.
En una cazuela aparte se cubre el fondo con aceite y se dora 1 diente de ajo en láminas, el pimiento verde y la zanahoria pelada y en trocitos. Se añade el arroz, se rehoga y se echan 2 vasos de agua y 2 vasos de cava. Se sazona y se deja cocer a fuego lento. Una vez

terminado, se rellenan las pieles de berenjena y se sirve con queso rallado esparcido por encima.

BUEY DE MAR

Ingredientes para 6 personas

2 bueyes de mar
1 hoja de laurel
El zumo de 2 limones
2 huevos duros
1 copa de coñac
1 cuchara de aceite de oliva

Preparación

En una cazuela con agua hirviendo se ponen el laurel, el zumo de un limón y un poco de sal. Se introducen los dos bueyes y se cuecen durante 30 minutos. Se sacan y se dejan enfriar. Se quitan las pinzas y las patas y se colocan en una fuente redonda. Se abre el cangrejo desprendiendo el peto, sacando la carne del peto, del caparazón y el hígado. En un mortero se machacan los 2 huevos duros, el hígado, el zumo del limón y el aceite. Se mezcla todo bien. Después se añade la carne del cangrejo y una copa de coñac. Se sazona y se remueve todo hasta que quede una salsa fluida. Se añade al caparazón esta salsa, y se coloca en el centro de la fuente decorándolo según el gusto de la persona que lo prepare.

CARDO CON PIÑONES

Ingredientes para 6 personas

1 k de cardo
El zumo de 1/2 limón
3/4 de litro de leche
1/2 cebolla picada
1 diente de ajo picado
3 cucharas de harina
50 g de mantequilla
40 g de piñones
Sal

Preparación

Se limpia bien el cardo de hebras. Se corta en trozos regulares y se cuece durante una hora con agua, sal y el zumo del limón. Finalizada la cocción, se escurre.

A fuego lento, se rehoga en la mantequilla la cebolla y el ajo. Después se le añade la harina y la leche templada sin dejar de mover hasta que espese un poco. Se echa el cardo y los piñones en la salsa y se deja cocer 5 minutos más todo junto. Este plato hay que servirlo caliente.

CENTOLLOS GRATINADOS

Ingredientes para 6 personas

4 centollos
10 cucharadas de aceite de oliva
1 cebolla mediana picada
2 puerros
1 zanahoria picada
2 dientes de ajo pelados y picados
2 copas de coñac
400 g. de tomate frito
2 copas de vino blanco
1/2 litro de caldo
Un trozo de guindilla
4 cucharadas de mantequilla
4 cucharadas de pan rallado
Sal y pimienta molida

Preparación

Poner una olla al fuego con agua y sal, y cuando comience a hervir, incorporamos los centollos y los dejamos cocer durante 10 minutos, contando desde que el agua comience a hervir de nuevo. Los retiramos del fuego, dejamos que se templen, abrimos el caparazón de los centollos y extraemos toda la carne de su interior, dejando las patas separadas.

Limpiamos los puerros y picamos sólo la parte blanca. Se calienta la mitad del aceite en una cazuela y, cuando esté caliente, agregamos los puerros, la cebolla, los ajos y las zanahorias, rehogando todo durante 10 minutos. Añadimos la carne de las patas y el resto de la carne de los centollos y rehogamos durante 15 minutos.

En otro cazo, flameamos el coñac, y añadimos el tomate, el vino, el caldo, la guindilla y dejamos cocer a fuego lento durante 1 hora.

Pasado este tiempo se incorpora a la salsa la carne de centollo reservada, se mezcla bien y se rellenan con ella los caparazones.

Se espolvorean con pan rallado y se pone encima un trocito de mantequilla. Se pone en el horno para gratinar hasta que la superficie esté dorada.

Truco

Si con la carne de los centollos no llega para rellenar los caparazones, se puede añadir un poco de merluza o rape.

CÓCTEL DE NUECES

Ingredientes para 6 personas

350 g de gambas
Un pepino pequeño
Una ramita de apio

150 g de nueces peladas
1 Lechuga
200 g de mayonesa
Una cucharada de ketchup
Una cucharada de brandy
Sal, pimienta y cayena molida.

Preparación

Cocemos las gambas y las pelamos. Pelamos el pepino, le quitamos todas las semillas y lo cortamos en láminas finas. Picamos el apio muy menudo. Separamos algunas nueces para adornar y picamos el resto.

Hacemos la mayonesa, añadimos la mostaza, el ketchup, el brandy, la sal, la pimienta y una pizca de cayena. Incorporamos a la mayonesa, las gambas, las nueces, el pepino y el apio.

Cortamos la lechuga en juliana fina y la ponemos en las copas de cóctel. Vertemos la mezcla anterior encima, y adornamos con unas cuantas nueces.

CIGALAS SALTEADAS CON CEBOLLA Y ARROZ

Ingredientes para 6 personas

12 cigalas medianas frescas
1 trocito de guindilla

750 g de cebollas
1 ramito de finas hierbas
1 cucharada de azúcar
Sal y pimienta
100 cc de vino blanco seco
1 diente de ajo
160 g de arroz de grano largo
Un pellizco de curry
3 vasos de agua o caldo ligero.

Preparación

Se laminan las cebollas, se ponen en una sartén con aceite caliente y se saltean a fuego vivo sin dejar de remover hasta que pierdan humedad. Se condimentan, se incorpora el ramito, se tapa y se deja cocer lentamente hasta que cojan un poco de color.

Se riegan con el vino, se deja reducir y se retira el ramito.

Ponemos aceite y un diente de ajo en una cazuela, incorporamos el arroz, le damos unas vueltas, y se vierte el caldo y el curry. Se tapa y se deja cocer suavemente durante 18 minutos. Se retira, se deja reposar durante 5 minutos, y se pasa a una bandeja de servir.

Ponemos aceite y la guindilla en una sartén y, cuando esté caliente, salteamos las cigalas, sazonándolas y manteniéndolas en el fuego a temperatura media durante unos minutos. A continuación incorporamos la cebolla, le damos unas vueltas, lo colocamos encima del arroz y se sirve.

CÓCTEL DE GAMBAS

Ingredientes para 6 personas

2 cogollos de lechuga o 1 lechuga pequeña
3/4 k de gambas cocidas
Salsa rosa
1 aguacate
100 g de maíz dulce
Sal

Preparación

Se lavan los cogollos de lechuga, se cortan en trozos regulares y se reparten en 6 copas de cóctel. Se pelan las gambas, se cortan en trozos y se distribuyen en cada copa. Se pela y trocea el aguacate, se añade a las copas junto con el maíz y se adorna con una cola de gamba. La salsa rosa se sirve a parte.

COLIFLOR REHOGADA

Ingredientes para 6 personas

1 coliflor
3 dientes de ajo

Cominos
Zumo de 1/2 limón
Aceite de oliva virgen
Sal

Preparación

Se coloca la coliflor en agua fría para lavarla, y se rocía con el zumo de 1/2 limón para que no se ennegrezca. Se cuece en agua hirviendo con sal y cominos. Cuando esté tierna, se escurre y se coloca en una fuente redonda.

En una sartén con aceite, doramos los ajos pelados y cortados en láminas. Cuando están bien dorados se vierten con el aceite por encima de la coliflor.

COPA DE GAMBAS Y RAPE

Ingredientes para 6 personas

½ kilo de gambas
½ kilo de rape
1 copa de coñac
Unas cucharadas de salsa de tomate
Un poco de mostaza

Preparación

Se cuecen las gambas y el rape y se limpian. Se hace una mayonesa a la que se le añade 1 copa de coñac, un poco de mostaza y un poco de salsa de tomate hasta que adquiera un color rosado.

Se mezcla la mayonesa con la lechuga picada muy menuda, las gambas y el pescado. Con esta mezcla se rellenan las copas y se decoran con unas gambas cocidas con cáscara o con cigalas.

CREMA DE ALMEJAS

Ingredientes para 6 personas

1/2 k de almejas
2 puerros
2 vasos de caldo de pescado
1 vaso de vino blanco
1 patata
1 hoja de laurel
100 g de mantequilla
1 cuchara de harina
1/4 de litro de nata líquida
Sal y perejil

Preparación

En una cazuela se pone la mantequilla a calentar y se rehogan los puerros previamente lavados y cortados en trocitos. Se añade el caldo de pescado junto con el vino, la patata, el perejil picado y la hoja de laurel, y se cuece hasta que la patata esté blanda. Se añaden las almejas hasta que se abran. Se sacan junto con la patata y se dejan enfriar. Se cuela el caldo y se coloca otra vez en la cazuela. La patata se bate en una batidora eléctrica con un poquito del caldo y se agrega a la cazuela. Se añade la harina disuelta en un poquito del caldo y se cuece cinco minutos removiendo de vez en cuando. Se retira del fuego y se añade la nata líquida y las almejas sin las conchas. Se sirve caliente en platos soperos.

Nota: Para que las almejas suelten la tierra que puedan tener, se ponen en agua fría con sal durante una hora antes de cocinarlas.

CREMA DE CALABAZA

Ingredientes para 6 personas

3 cucharadas de mantequilla
1/2 cebolla picada
1 zanahoria cortada en cubos
2 ramas de apio picadas
500 g de calabaza pelada
1 litro y ½ de caldo de pollo
200 cm³ de crema de leche

Preparación

En una olla a presión derretimos la mantequilla, y en ella rehogamos la cebolla, la zanahoria y el apio. Añadimos la calabaza cortada en cubos y cocinamos durante 5 minutos. Se añade el caldo, tapamos la olla y lo dejamos cocer durante 15 minutos. Pasado este tiempo lo dejamos enfriar, antes de abrir la olla, y lo pasamos por la batidora y luego por el pasapurés.

Lo ponemos de nuevo en el fuego y añadimos la crema de leche, dejándolo hasta que empieza a hervir.

Se sazona con sal y pimienta y se sirve caliente.

CREMA DE NÉCORAS

Ingredientes para 6 personas

1 kilo de nécoras
½ kilo de cabracho en trozos
¼ kilo de merluza
2 zanahorias
1 manojo de perejil
2 dientes de ajo
1 cebolla gorda
2 tomates rojos
½ copa de coñac
½ de vino blanco seco
4 yemas de huevo
100 g de mantequilla
Unas hebras de azafrán
Sal

Preparación

Cocemos el pescado con la mitad de las verduras debidamente lavadas y peladas en litro y medio de agua, con el perejil, y sazonamos.

Ponemos a cocer las nécoras lavadas cubiertas de agua salada fría con el resto de las verduras, durante un cuarto de hora.

Se sacan, se reserva el agua y se extrae la carne de las nécoras. Vertemos el agua en el caldo del pescado.

Machacamos las conchas en el mortero, las ponemos en un chino, aplastamos y vertemos el caldo que sueltan en el caldo del pescado.

Se cuela el caldo de pescado, se añade el coñac y el vino, se sala y se agrega la carne de las nécoras y del pescado, más las zanahorias y se tritura todo en la batidora.

Batimos las yemas y las agregamos a la crema con la mantequilla. Dejamos que dé un hervor y se sirve muy caliente.

ENDIVIAS CON PURÉ DE BERENJENAS

Ingredientes para 6 personas

2 endivias del mismo tamaño
1 rama de apio
3 berenjenas
1 pimiento rojo asado

1 diente de ajo
Aceite de oliva y sal

Preparación

Se lava el apio, se seca bien y se coloca en una fuente cortado en trozos regulares. Se hace lo mismo con las endivias, colocando las hojas separadas alternándolas con el apio. Se asan las berenjenas en el horno embadurnadas con un poco de aceite y envueltas en papel de aluminio. Cuando están asadas, se sacan y se dejan enfriar. Se cortan por la mitad y se saca toda la carne. En un robot o batidora se bate la carne de la berenjena, el diente de ajo, la sal y un chorrito de aceite. Se vierte el puré sobre las endivias y el apio, y se adorna con tiras de pimiento asado.

ENDIVIAS CON SALSA ROQUEFORT

Ingredientes para 6 personas

4 endivias del mismo tamaño
150 g de queso roquefort o queso azul
3 huevos cocidos
12 cucharas de aceite
6 cucharas de vinagre
Sal

Preparación

Se lavan las endivias, se secan bien y se colocan en una fuente. En una batidora eléctrica se bate el queso, un huevo cocido junto con el aceite, el vinagre y un poquito de sal. Se añade esta salsa sobre las endivias y se adornan con un huevo duro rallado. El otro huevo se coloca en el centro partido en rodajas con un trocito de queso.

ENSALADA DE ANGULAS CON CAVIAR

Ingredientes para 6 personas

1/4 de caviar
1/4 de angulas crudas
El zumo de 1 ½ limones
1 limón para decorar
1 ramita de perejil
Sal

Preparación

En un bol se mezclan las angulas crudas con el zumo del limón y se dejan macerar durante 1 hora. Pasado este tiempo, se añade el caviar, se sazona con un poquito de sal y se remueve toda la ensalada. Se sirve en una ensaladera, con 1/2 limón colocado boca abajo en el centro. Encima una ramita de perejil y alrededor la ensalada.

ENSALADA DE ESPINACAS CON SALMÓN Y ANGULAS

Ingredientes para 6 personas

1/4 de angulas crudas
1/4 de salmón ahumado
1/2 k de espinacas fresca
Aceite de oliva
Vino blanco al gusto
Sal
El zumo de un limón

Preparación

En un recipiente se colocan las angulas con el zumo de limón, y se dejan macerar durante 1 hora. Pasado este tiempo, se añade el salmón y las espinacas limpias y troceadas. Se prepara el aliño, mezclando un poquito de aceite con el vino blanco y la sal. Se aliña la ensalada y se remueven todos los ingredientes. Se coloca todo en una ensaladera cubierta de hojas grandes de espinacas.

ENSALADA DE LOMBARDA

Ingredientes para 6 personas

1 lombarda sin el corazón
Salsa vinagreta
2 tomates para ensalada
1 cebolla
1 pimiento verde
2 huevos cocidos
50 g de pepinillos en vinagre
2 cucharas de alcaparras
Aceite de oliva, vinagre y sal

Preparación

Se lava y se seca la lombarda. Se corta en trozos y se coloca en un recipiente. Se añaden los tomates, la cebolla, el pimiento verde y los huevos duros; todo picado de forma regular. Se sazona todo. Se cortan los pepinillos en trozos muy menudos y se añaden a la ensaladera junto con las alcaparras. Se prepara la salsa con 12 cucharadas de aceite de oliva, 6 cucharadas de vinagre y la sal. Se mezcla con todos los ingredientes y se sirve en cuencos individuales con una ramita de perejil o eneldo encima para decorar.

ENSALADA 3 COLORES

Ingredientes para 6 personas

1/4 k de zanahorias
1/4 k de pepinos
1 remolacha cocida
Perejil
Estragón
Aceite de Oliva
Vinagre y sal

Preparación

Se pelan y se cortan las zanahorias en juliana, y se colocan en el centro de una fuente ovalada. Se pelan y se cortan en aros los pepinos y los ponemos a la derecha de la zanahoria. Se pela y se corta la remolacha en aros, y la situamos a la izquierda de la zanahoria. Se pican muy finamente el perejil, y el estragón y se vierten en un cuenco. Se disuelve la sal con dos cucharas de vinagre y se añade al cuenco de las hierbas, agregamos el aceite, según el gusto, removemos todo y se vierte sobre las verduras.

ENSALADA PRIMAVERA

Ingredientes para 6 personas

150 g de zanahorias peladas y cortadas en juliana
2 patatas peladas cortadas en cubos medianos
2 calabazas italianas rebanadas
150 g de coliflor en pequeños ramitos
3 cucharadas de hierbas finas picadas
1/3 de un vaso de de oliva
El jugo de 2 limones
Sal y pimienta al gusto

Preparación

Cocinamos todas las verduras, una vez cortadas, al vapor hasta que estén tiernas. Una vez cocidas se escurren, se colocan en una fuente y se espolvorean con las hierbas finamente picadas.
Se prepara una vinagreta con el aceite de oliva y el limón y se remueve todo hasta que quede bien mezclado. Esta ensalada se sirve tibia.

ENSALADA VARIADA

Ingredientes para 6 personas

1 berenjena
1 calabacín
1 tomate maduro
1 cebolla
1 pimiento rojo
1 pimiento verde
1 huevo cocido
Sal, vinagre y aceite
Perejil

Preparación

Se asan en el horno los pimientos, la cebolla pelada, el tomate, la berenjena y el calabacín, embadurnados con un poco de aceite y envueltos por separado en papel de aluminio. Se sacan y se dejan enfriar. Se pelan los pimientos, el tomate, la berenjena y el calabacín. Se cortan las verduras en tiras y se colocan en una ensaladera. Se añade el huevo duro en láminas. Se aliña la ensalada con sal, perejil picado, 5 cucharas de aceite y 2 de vinagre. Se sirve en la misma ensaladera.

ESPÁRRAGOS CON VINAGRETA

Este plato típico de la zona noroeste de España, debe ser preparado un mes antes para que las castañas adquieran más sabor. Se conservan en tarros herméticamente cerrados y se deben almacenar en lugares frescos y sin luz para conservar todo su color y sabor.

Ingredientes para 6 personas

1 k de espárragos cocidos o 2 latas de espárragos en conserva

Ingredientes para la salsa vinagreta

12 cucharadas de aceite de oliva de 0´4°
4 cucharadas de vinagre
1 huevo cocido
1 cebollita francesa
2 cucharadas de alcaparras
1 pepinillo
Sal y perejil

Preparación

Los espárragos se pueden cocer, o comprarlos ya cocidos de los que vienen en latas o en tarros de cristal. Si son frescos, hay que cocerlos con abundante agua y sal durante 30 ó 40 minutos (según el grosor de los espárragos), poniendo todas las yemas juntas para que no se rompan. Una vez cocidos, se escurren y se colocan en una fuente.

Preparación de la salsa vinagreta

En un cuenco ponemos el vinagre y la sal, mezclándolo bien con un tenedor. Después se incorpora el aceite poco a poco, dando vueltas para que la salsa quede bien ligada.
Antes de servir, se añade el huevo cocido, la cebollita, el pepinillo, el perejil, todo picado muy menudo y por último las alcaparras.
Se mezclan todos los ingredientes y se sirve en una salsera

HOJALDRE DE MARISCOS

Ingredientes para 6 personas

¾ kilo de pasta de hojaldre
½ kilo de mejillones
¼ kilo de gambas
½ kilo de rape
1 puerro grande
1 zanahoria
1 cebolla
1 cucharada de salsa de tomate
1 cucharada de maicena
1 copa de coñac

¼ litro de nata liquida
100 g de mantequilla
¼ litro de agua
Sal y pimienta
Una pizca de laurel
Tomillo

Preparación

Extendemos la pasta de hojaldre del grosor de 1 centímetro, la cortamos en tres disco de 26 cm de diámetro, se pinchan y se cuecen a horno medio durante 15 minutos.

Limpiamos los mejillones, los abrimos al vapor y se reserva el agua. Se pelan las gambas y se cuecen las cáscaras lavadas en el agua que soltaron los mejillones, aromatizando con un poco de laurel y tomillo.

Se pican el puerro, la cebolla y la zanahoria finísimos, se estofan en la mantequilla, tapando la cazuela, para que se hagan muy despacio.

En cuanto las verduras estén tiernas, rehogamos encima las gambas y el rape cortado en trocitos. Añadimos los mejillones sin su concha, echamos el coñac, esperamos que se caliente y le prendemos fuego. En cuanto se apague, añadimos la cucharada de salsa de tomate.

Deshacemos la maicena en la mitad del agua y la añadimos. Rectificamos de sal y pimienta, después de que haya dado unos hervores y añadimos unas cucharadas de nata líquida.

Colocamos en una fuente de servir una base de hojaldre, extendemos encima una capa de la farsa de mariscos, otra capa de hojaldre y más farsa, reservando un poco de relleno para preparar la salsa. Cubrimos con la tercera plancha de hojaldre.

Deshacemos con la batidora las cucharadas de relleno que habíamos reservado. Le añadimos el agua de cocer los mariscos, y la nata que nos queda, rectificamos de sal y se sirve en salsera o por encima del hojaldre.

LANGOSTA DOS SALSAS

Ingredientes para 4 personas

1 cola de langosta de unos 600 grs.
Sal gorda
Laurel, tomillo y unos granos de pimienta
250 g de ensaladilla rusa
Dos huevos duros, aceitunas negras y tomates
Salsa mayonesa y de cóctel

Preparación

Cocemos la cola de langosta en agua con la sal gorda, el laurel, el tomillo y la pimienta, durante 15 minutos contando a partir del primer hervor. Pasado este tiempo se deja enfriar y se escurre.

Cortamos los huevos por la mitad y mezclamos las yemas con una mayonesa espesa, rellenando con esta pasta el hueco de las claras.

Separamos el caparazón de la cola, procurando que no se rompa, y la cortamos en ruedas.

En una fuente, ya adecuada para servir, se cubre el fondo con la ensaladilla, sobre ésta se coloca el caparazón y en éste se pone las ruedas de langosta. Se decora poniendo encima de ellas unas aceitunas negras y alrededor los huevos duros y tomates pequeños cortados por la mitad.

Se acompaña con la salsa mayonesa y la salsa de cóctel.

LANGOSTINOS AL HORNO

Ingredientes para 6 personas

1 k de langostinos
4 dientes de ajo
1 vaso de aceite de oliva
1 limón
1 copa de coñac
½ guindilla
Perejil picado
Sal

Preparación

Cocemos los langostinos, los abrimos por la mitad y los colocamos en una fuente de horno con la cáscara hacia abajo y sazonamos.

Mezclamos el ajo picado, la guindilla también picada y el aceite de oliva haciendo una especie de aliño que añadimos a los langostinos, extendiéndolo por encima.

Precalentamos el horno a 125º e introducimos los langostinos durante 10 minutos.

Retiramos la fuente del horno y flameamos con el coñac.

Espolvoreamos con el perejil y servimos.

LANGOSTINOS EN SALSA DE HIERBAS

Ingredientes para 6 personas

24 langostinos grandes
50 g de mantequilla
1 cebolla
1 zanahoria
1 diente de ajo
1 cucharada de coñac
½ vaso de vino blanco
3 cucharadas de salsa mayonesa
1 cucharadita de mostaza
Perejil, tomillo, laurel, sal y cayena

Preparación

En una cazuela de barro se derrite la mantequilla, y en ella se rehoga la cebolla, la zanahoria y el ajo, todo finamente picado. Una vez rehogado se le añade el perejil, el tomillo y el laurel. A continuación se añaden los langostinos solamente lavados y sin pelar, rehogándolos durante unos minutos. Se bañan con el coñac prendido y el vino blanco, se sazonan con sal y pimienta.

Tapamos la cazuela y lo dejamos cocer durante 10 minutos. Pasado este tiempo retiramos los langostinos y los pelamos dejando la cabeza. Una vez frío el resto del rehogado lo pasamos por el pasapurés y lo mezclamos con la mayonesa y la mostaza.

Con esta salsa se cubren los langostinos dejando la cabeza al descubierto.

LENTEJAS CON UVAS

Ingredientes para 6 personas

600 g de lentejas
1 cebolla
2 dientes de ajo
2 zanahorias
1 chorizo pequeño de guisar
1 morcilla de calabaza
100 g de tocino curado

1 hoja de laurel
1/4 k de uvas

Preparación

Se ponen las lentejas a remojo el día anterior. En una olla a presión se colocan las lentejas, los dientes de ajo pelados, la cebolla entera pelada, las zanahorias peladas y en trozos, el chorizo, la morcilla, el tocino y la hoja de laurel. Se cubre de agua, se sazona todo, se cierra la olla y se deja cocer a fuego lento aproximadamente 20 minutos. Esperamos que pierda la presión, abrimos la olla y se deja enfriar. Con una espumadera se retira la grasa que ha quedado en la superficie, el chorizo, la morcilla y el tocino.
Mientras tanto se lavan y se quitan las semillas de las uvas (si se quiere, también se pelan). Se agregan a la olla y se calienta todo durante 10 minutos removiendo. Se sirven en platos hondos acompañados de trozos de zanahoria y uvas.

LOMBARDA GRATINADA

Ingredientes para 6 personas

1 lombarda mediana
2 manzanas reinetas
Queso rallado

Una bechamel ligera
Aceite, sal y vinagre

Preparación

Se lava y se corta la lombarda, quitando el corazón. Se pelan las manzanas y se cortan en trozos pequeños.

En una olla a presión se pone aceite hasta cubrir el fondo, y se echa la lombarda junto con las manzanas.

Se sazona con sal y tres cucharas de vinagre. Se rehoga un poco, se añade agua hasta que lo cubra todo y se deja cocer hasta que la lombarda esté tierna.

Una vez cocida la lombarda, se escurre bien y se coloca en una fuente de horno, cubriéndola con una bechamel ligera. Se espolvorea todo con queso rallado y se pone a gratinar en el horno un poco antes de servir.

MOUSE DE PIMIENTOS CON GAMBAS

Ingredientes para 6 personas

1 lata de pimientos de piquillo
1/2 cebolla
200 g de gambas
150 g de merluza
4 huevos
2 decilitros de nata líquida

Mantequilla
Sal y pimienta

Preparación

Salteamos en una sartén la cebolla picada con los pimientos en trozos. Se tritura y añadimos la merluza desmenuzada y las gambas peladas y troceadas.

Incorporamos los huevos batidos con la nata, la sal y la pimienta. Una vez mezclado todo, se vierte en moldes individuales engrasados con mantequilla.

Se cuecen tapados en el horno al baño maría unos 35 minutos. Antes de terminar la cocción comprobamos que esté hecho introduciendo una aguja.

Se desmolda cuando están templados y se sirve acompañado de una mayonesa ligera.

OSTRAS CON CAVIAR

Ingredientes para 6 personas:

24 ostras,
70 g de caviar,
Medio litro de consumé en gelatina,
1/4 de dl de vino de Oporto,
Medio limón.

Preparación

Se limpian las ostras, se abren y se separa la carne de la concha. Se lavan las conchas y colocar las ostras en ellas. Se ponen unas gotas de limón, el caviar y se cubren con la gelatina mezclada con el vino de Oporto. Se guardan en el frigorífico para que cuaje la gelatina, y se sirven en un plato sobre hielo picado.

PASTEL DE COLIFLOR Y BOGAVANTE

Ingredientes para 6 personas

6 bogavantes de 600 gr. cada uno
Una coliflor
1 vaso de nata
100 gr. de mantequilla
1 vaso de vinagre
Fumet de pescado
Trufa picada
Patatas, zanahorias y guisantes

Preparación

Cocemos la coliflor añadiéndole al final la nata y la mantequilla. Se pasa por la batidora y luego por el pasapurés para que quede fina. Los bogavantes se asan al horno con aceite y después se trocean.

Para hacer las bolitas de verduras, se cuecen por separado las patatas, las zanahorias y los guisantes dándoles formas torneadas a las patatas y a las zanahorias. Como final y presentación, se pone en el fondo del plato la crema de coliflor y las bolitas de verduras con trufa. Los trozos de bogavante después y, para terminar, el vinagre reducido. Se adorna con hojas secas de albahaca.

PATATAS CON LACITOS

Ingredientes para 6 personas

2 kg de patatas
6 cebollas
200 gramos de pasta corta (pueden ser lacitos)
Pimienta, aceite y sal

Preparación

Se hierven las patatas con sal y se hace puré. La pasta se cocina en agua con sal y un poquito de aceite.
Simultáneamente se fríe en un sartén las cebollas picaditas. Una vez cocinado todo, se mezclan las patatas con la cebolla y la pasta, y se agrega la pimienta al gusto. Se colocan en una fuente para horno y se introduce en él por unos minutos. Luego se ajustan las

cantidades de acuerdo al gusto, más pasta o más patatas.

PUDÍN DE ESPÁRRAGOS

Ingredientes para 6 personas

400 g de leche evaporada
3 huevos
1/2 kilo de yemas de espárragos blancos en conserva
1/2 kilo de espárragos blancos enteros y gruesos en conserva
Salsa mayonesa
Mantequilla y pan rallado para el molde

Preparación

Untamos de mantequilla un molde rectangular, y colocamos en el fondo un poco de pan rallado. En una batidora se ponen las yemas de los espárragos, los huevos, el queso y la leche evaporada. Se vierte la mezcla en el molde y se espolvorea con pan rallado. Se mete en el horno al baño maría a 180° durante 45 minutos. Se saca, se deja enfriar en el frigorífico y se desmolda en la misma fuente en la que se vaya a servir. Se acompaña con los espárragos enteros y la salsa mayonesa.

SALPICÓN DE BACALAO

Ingredientes para 6 personas

1 k de bacalao desmigado
1 cebolla
1 pimiento verde
1 pimiento rojo
2 tomates
2 huevos duros
100 g de aceitunas negras deshuesadas
Aceite, vinagre y sal

Preparación

Lo primero que hay que hacer es desalar el bacalao durante 48 horas, cambiándole el agua 3 ó 4 veces al día. Después se cuece un minuto, se saca y se deja enfriar. Se asan los pimientos, la cebolla pelada y los tomates embadurnados con un poco de aceite y envueltos en papel de aluminio. Se dejan enfriar y se pelan los pimientos y los tomates. Las verduras y el bacalao se cortan en tiras, y se colocan en una ensaladera. Se añade el huevo duro en láminas y las aceitunas negras. Se aliña la ensalada con sal, 5 cucharas de aceite y 2 de vinagre. Se sirve en la misma ensaladera.

SALPICÓN DE JUDÍAS

Ingredientes para 6 personas

1/2 k de judías blancas cocidas
2 tomates para ensalada
1 cebolla
1 pimiento verde
2 huevos duros
Unas hojas de escarola rizada, otras lisas y achicoria roja
50 g de alcaparras
Aceite de oliva, vinagre y sal

Preparación

En una ensaladera colocamos las judías blancas, ya cocidas, con los tomates, la cebolla, el pimiento verde y los huevos duros; todo picado de forma regular. Se cortan las hojas de escarola y achicoria en trozos muy pequeñitos, y se añaden a la ensaladera junto con las alcaparras.

Preparamos una salsa con 12 cucharadas de aceite de oliva, 6 cucharadas de vinagre y la sal. Se mezcla con todos los ingredientes y se sirve en cuencos individuales adornados de huevo duro.

SALPICÓN DE MARISCOS

Ingredientes para 6 personas

150 g de pulpo cocido
100 g de colas de gambas peladas y cocidas
100 g de colas de langostinos pelados y cocidos
100 g de colas de cigalas peladas y cocidas
2 tomates para ensalada
1 cebolla
1 pimiento verde
2 huevos cocidos
50 g de pepinillos en vinagre
2 cucharas de alcaparras
Aceite de oliva, vinagre y sal

Preparación

En una ensaladera colocamos el marisco, los tomates, la cebolla, el pimiento verde y los huevos duros; todo picado de forma regular. Se sazona todo, se cortan los pepinillos en trozos muy menudos y se añaden a la ensaladera junto con las alcaparras. Se prepara la salsa con 12 cucharadas de aceite de oliva, 6 cucharadas de vinagre y la sal. Se mezcla con todos los ingredientes, y se sirve en cuencos individuales con una cabeza de langostino encima.

SOPA DE ALMENDRAS

Ingredientes para 6 personas

4 huevos
4 cucharas de vinagre
1 vaso de aceite
50 g de almendras molidas
Agua y sal

Preparación

Se prepara una mayonesa con un huevo, una cuchara de vinagre, el vaso de aceite y la sal. En una cazuela se pone agua a hervir con sal y las 3 cucharas de vinagre; mientras, se montan 3 claras a punto de nieve. Se retira la cazuela del fuego, y se añaden las claras poco a poco. Después se añade la mayonesa sin dejar de remover para que no se corte el caldo. Se añaden las almendras molidas y se sirve inmediatamente

SOPA DE PESCADO

Ingredientes para 6 personas

1/2 k de rape en trozos y sin espinas
1/4 de pescadilla u otro pescado blanco en trozos y sin espinas
1/4 de gambas

1/4 de mejillones
1/4 de almejas
1 cebolla
2 patatas grandes
1 vaso de los de vino de salsa de tomate
Espinas, cabezas (cabeza del rape) y recortes de pescado blanco para elaborar un caldo o fumet de pescado
1/4 de fideos finos

Preparación

En una cacerola grande con abundante agua y sal se colocan las espinas, cabezas y recortes de pescado junto con las dos patatas peladas para hacer un caldo de pescado y lo dejamos cocer durante 20 minutos.

Con una espumadera, se quitan las espinas y las cabezas, reservando las patatas cocidas en un cuenco aparte. Se lavan bien los mejillones y las almejas, y se agregan al caldo. Una vez abiertos, se sacan y se reservan. Lo mismo se hace con las gambas; se incorporan al caldo 3 minutos y se sacan. Se cuela el caldo y se vuelve a poner en la cazuela.

Nota: Si el caldo va consumiéndose, hay que ir añadiendo agua y rectificando de sal. También se deben suprimir con la espumadera todas las impurezas que suben a la superficie. El caldo debe estar siempre a fuego lento.

Mientras tanto, en una sartén se dora la cebolla en aceite de oliva; se retira y se coloca en el mismo cuenco de las patatas. Se añade la salsa de tomate y se bate todo bien con una batidora eléctrica. Se agrega al caldo junto con los fideos y se deja cocer, cuando falten unos cinco minutos para que los fideos estén cocidos, se añade el rape y la pescadilla, dejándolos cocer esos cinco minutos más. Por último, se añaden las almejas, los mejillones sin conchas y las gambas peladas. La sopa hay que servirla caliente.

SOPA FRÍA DE YOGURT Y PEPINO

Ingredientes para 6 personas

1 ½ litro de yogurt natural
El jugo de 2 limones
3 vasos de agua
4 pepinos pelados y sin semillas
1/2 manojo de hojas de menta
1/4 cucharadita pimentón
Sal y pimienta al gusto

Preparación

Se mezcla el yogurt con el jugo de limón, el agua, 2 pepinos, sal y pimienta. Se corta en cubos pequeños el resto de los pepinos y se pica finamente la menta. Se incorpora a la sopa y se sirve espolvoreada con el pimentón.

VOLOVANES DE RAPE

Ingredientes para seis personas

6 ó más (dependiendo del tamaño)
½ kilo de rape limpio
¼ kilo de gambas
1 cebolla
1 cucharada de salsa de tomate
1 cucharada de maicena
2 cucharadas de coñac
¼ litro de leche
50 g de mantequilla
2 yemas de huevo
1 cucharada de maicena o harina
Sal
Pimienta
Nuez moscada

Preparación

En una sartén con aceite freímos la cebolla muy picada; una vez frita salteamos el rape y las gambas. Retiramos ambos pescados y dejamos que se enfríen. Pelamos las gambas y troceamos el rape.

Batimos las yemas con el zumo de medio limón, nuez moscada recién rallada, pimienta, sal y la mantequilla derretida.

En la sartén donde tenemos la cebolla, echamos el coñac y la leche mezclada con la maicena. Dejamos que de un hervor y añadimos las yemas y los pescados.

Rellenamos los volovanes y los colocamos en una fuente refractaria.

Antes de servir se gratinan en el horno 2 ó 3 minutos.

SEGUNDOS PLATOS

ALETA DE TERNERA RELLENA

Ingredientes para 6 personas

1 kg de aleta de ternera extendida
¼ kg de carne picada
Aceitunas si hueso
Queso en trozos
Huevo duro
Chorizo
Foigras
Jamón
Sal, aceite y harina

Preparación

Se mezcla la carne picada con los demás ingredientes bien picados, añadiéndoles pimienta y sal. Se coloca en el centro de la aleta enrollándolo y cosiendo los lados para que no se salga el relleno.

Se pasa por harina y se fríe en aceite bien caliente. Una vez dorada se coloca en una fuente de horno, echándole por encima el aceite de freír; al poco tiempo se riega con un chorro de coñac.

Se deja en el horno entre 45 y 60 minutos dependiendo del tamaño de la pieza.

BESUGO AL LIMÓN

Ingredientes para 6 personas

2 besugos grandes
1 ó 2 cebollas
3/4 kg de patatas
3 dientes de ajo
2 limones
Sal y perejil

Preparación

En una fuente de horno amplia se cubre el fondo con aceite de oliva. Se pela la cebolla y se coloca en aros finos hasta cubrir toda la fuente. Se hace lo mismo con las patatas y se pone encima de la cebolla. Se sazona y se rocía con aceite de oliva, introduciéndose en el horno previamente calentado a 170º durante 10 minutos, y se saca. Se limpia el pescado y se sazona. Se le hacen dos hendiduras y se colocan rodajas finas de limón. En un mortero se machacan los ajos junto con el perejil y un chorrito de aceite. Se mete por dentro del pescado junto con 2 rodajas de limón. Se coloca el besugo en la fuente y se rocía con el aceite de oliva y 1/2 zumo de limón. Se introduce en el horno previamente calentado a 170º.

El tiempo de cocción dependerá del tamaño del pescado pero nunca podrá quedar seco. Se saca con mucho cuidado para que no se rompa, y se coloca en una fuente con toda su salsa, adornado con aros de limón y ramitas de perejil.

BESUGO ESPECIAL

Ingredientes para 4 personas

1 besugo de 1 ½ Kg. o cuatro besugos de ración,
4 zanahorias,
4 tallos de apio,
3 patatas grandes,
1 cebolla,

1 pimiento verde,
4 dientes de ajo picados,
1 vasito de tomate triturado,
1/2 cucharada de pimienta de Cayena,
1 limón,
Unas ramitas de perejil,
Pimienta negra,
Aceite,
Sal.

Preparación

Se cortan las zanahorias, las patatas y el pimiento en rodajas de 1 cm, el apio en trozos de 2 cm y la cebolla en gajos. Se calienta el aceite en una cazuela, agregamos las verduras y sazonamos. Se tapa, se deja cocer a fuego lento 30 minutos y se retiran del aceite con una espumadera. Ponemos el pescado en una fuente y se colocan encima las verduras. En el mismo aceite, freímos el ajo durante 1 minutos y añadimos el tomate triturado. Se echa la sal y la cayena y se deja cocer 3 minutos más sin dejar de remover. Se vierte 1 vaso de agua y se dejar hervir unos 5 minutos más. Pasado este tiempo se vierte sobre el pescado y se cuece en el horno a 200° durante unos 30 minutos. Se adorna con limón y perejil.

CAPÓN AL CHAMPÁN

Ingredientes para 4 personas

1 capón
100 g de manteca
2 dientes de ajo
1 botella pequeña de champán
1/2 kilo de manzanas
250 g de ciruelas
1 decilitro de nata
250 g de champiñones
Coñac
Sal y pimienta

Preparación

Remojamos las ciruelas en agua para que se hinchen. Escogemos cuarto kilo de manzanas y las lavamos. Ponemos en la cazuela la manteca y los dientes de ajo. Doramos las ciruelas y las manzanas, y rellenamos con ellas el capón ya limpio y despojado. Se mete también una bolita de mantequilla, sal, pimienta y una copa de coñac.

Se cose o ata para darle buena forma y se salpimienta por fuera. Doramos entonces el capón y con él una manzana gorda pelada y cortada en gajos. Cuando esté listo regamos con el champán, tapamos y dejamos cocer a fuego lento hasta que se desprendan fácilmente los alones.

Sacamos el capón y gratinamos en el horno hasta que la piel esté doradita y churruscante. Mientras tanto, pasamos la salsa por el chino exprimiendo bien la manzana. Añadimos la nata líquida y los champiñones laminados y blanqueados.

Se presenta el capón entero, y como guarnición una patatas duquesa.

COCOCHAS DE MERLUZA

Ingredientes para 6 personas

1 kg de cocochas de merluza
1 hoja de laurel
1 diente de ajo
1 puerro
1 zanahoria
Agua
20 ostras sin abrir para poder aprovechar su caldo

Ingredientes para la salsa de ostras

75 g de mantequilla
2 ó 3 cucharas de harina
1/4 de fumet de pescado
El caldo de las ostras que sueltan al abrirse
1 vaso pequeño de brandy
Sal

Preparación

Se sazonan las cocochas y se cuecen al vapor con agua, laurel, un puerro, la zanahoria y el diente de ajo durante 5 minutos aproximadamente. Se sacan y se sirven en platos individuales con la salsa de ostras por encima.

Preparación de la salsa de ostras

En un cazo ponemos la mantequilla y cuando está derretida se añade la harina y se remueve. Se deslíe con el fumet de pescado caliente, removiendo constantemente para que no se hagan grumos. Cuando se haya conseguido una bechamel, se añade una copa de brandy, y el jugo que hayan soltado las ostras al abrirse. Se sazona y se agregan las ostras

COCHINILLO ASADO

Ingredientes para 6 personas

1/2 cerdito o cochinillo de 2 kg aproximadamente
1 ramita de laurel sin hojas
2 hojas de laurel
Aceite de oliva con tomillo
Sal

Lechuga, escarola y canónigos

Preparación

Un mes antes de asar el cochinillo, se introduce en un bote de cristal o en una botella, aceite de oliva y tomillo fresco. En un mortero se machacan 3 ajos y se mezclan con el aceite de tomillo y sal. Se seca el cochinillo y se frota con esta mezcla. En una placa de horno engrasada con el aceite de tomillo, se coloca la rama de laurel, las dos hojas y los otros 3 ajos pelados. Encima se añade el lechón y se asa a 180º. Hay que rociarlo con la grasa que desprende. Si se queda seco, se añade más aceite de tomillo. El cochinillo está asado cuando su piel queda dorada y crujiente (unas 2 horas). Se sirve en una fuente cubierta de hojas de escarola y se acompaña con una ensalada de lechuga, escarola y canónigo, aliñada con sal y aceite de tomillo.

CORDERO ASADO

Ingredientes para 6 personas

3 paletillas pequeñas o 2 piernas de cordero de 1 kg
Un ramillete de hierbas secas al gusto
2 hojas de laurel
Vinagre

4 dientes de ajo
Aceite de oliva
12 patatas enanas cocidas
Perejil y sal

Preparación

En una fuente de barro grande, en donde quepan con holgura todos los ingredientes, se llena todo el fondo de aceite de oliva y un chorro de vinagre. Se colocan el ramillete de hierbas y las dos hojas de laurel. Se realizan unos cortes largos y profundos en las paletillas o piernas (el carnicero suele hacerlo si se pide), y se introducen los ajos pelados. Se frotan las piernas o paletillas con sal, con un ajo aplastado y con aceite. Se las rocía con un chorrito de vinagre y se colocan en la fuente de barro. Se introducen en el horno y se asan a 180º durante 1 ó 2 horas (según el tamaño de las piernas o según el grado de cocción deseado). Si el cordero se queda seco durante la cocción, se añade agua con un poquito de vinagre. Una vez horneado, se saca y se cortan las piernas o paletillas en lonchas. Se sirve acompañado de su salsa y de las patatas cocidas.

CORDERO AL CHILINDRÓN

Ingredientes para 6 personas

1 y ¼ kilo de cordero lechal
3 pimientos choriceros
1 cebolla
1 kg de tomates maduros
3 dientes de ajo
¼ l de vino blando
150 g de manteca de cerdo
1 latita de pimientos morrones
1 cucharada de mantequilla
1 cucharada de harina
Sal, azafrán y perejil

Preparación

Pedimos el cordero cortado en trozos pequeños, sazonamos con sal y lo rehogamos en una cazuela con la manteca de cerdo. Cuando esté dorado lo sacamos y reservamos. En la grasa sobrante se fríe la cebolla finamente picada y los dientes de ajo majados en el mortero junto con el azafrán. A continuación se añaden los pimientos choriceros, los tomates pelados y sin pepitas y el vino blanco. Todo ello se dejar cocer durante 10 minutos; pasado este tiempo se añade el cordero y se deja cocer durante 30 minutos más.

Cuando la carne está tierna se saca a la fuente en la que lo vayamos a servir y se pasa la salsa por el pasapurés; si hubiera quedado muy líquida se liga con un poquito de mantequilla y harina. Se cubre la carne con esta salsa y se sirve.

CORDERO AL CURRY

Ingredientes para 6 personas

1 pierna de cordero deshuesada y cortada en trozos
70 g de mantequilla
4 cucharadas de leche evaporada
2 cucharadas de aceite
½ l de caldo
1 cebolla mediana
1 manzana
1 cucharada de concentrado de tomate
1 cucharada de harina
1 cucharada de curry
El zumo de medio limón, sal y pimienta

Preparación

Preparamos un caldo con una pastilla de caldo concentrado. Sazonamos la carne con sal y pimienta y la doramos en el aceite y la mantequilla, retirándola y reservándola. En la grasa que haya quedado se rehoga la cebolla rallada y la manzana pelada, cortadas en finas tiras. Cuando empieza a tomar color se añade la carne, el caldo y el concentrado de tomate.

Se deja cocer a fuego suave, unos quince minutos; a continuación se añade la harina mezclada con el curry disuelta en un poco de agua. Se mezcla bien y se deja cocer otros 30 minutos más. Pasado este tiempo se rectifica de sal, se añade la leche evaporada, el zumo de limón y se deja que de un último hervor.

CORDERO ESTOFADO

Ingredientes para 6 personas

1 y ½ kg de cordero en trozos
1 cebolla mediana
2 dientes de ajo
½ cucharadita de pimentón
1 hoja de laurel
1 zanahoria
½ vaso de vinagre
½ vaso de vino blanco
Aceite y sal

Preparación

En un poco de aceite doramos la carne que habremos comprado en trozos regulares y luego se añade por este orden: 1 cebolla mediana partida en cuatro trozos, 2 dientes de ajo picados, ½ cucharadita de pimentón, 1 hoja de laurel, 1 zanahoria en rodajas y sal.

Se cubre con medio vaso de vinagre, medio vaso de vino blanco y un poco más de aceite. Se tapa y se deja cocer a fuego lento dando vueltas de vez en cuando. Si fuese necesario se añade un poco de agua caliente.

ENROLLADO DE DORADA

Ingredientes para 6 personas

1 ½ K de dorada en filetes
220 g de bacón en lonchas
2 zanahorias
3 dientes de ajo
1 pimiento rojo grande
2 guindillas dulces
2 cebollas medianas
4 cucharadas de alcaparras
75 g de aceitunas rellenas
1 ramillete de perejil
Unas hojitas de salvia fresca
El zumo de un limón,
1 pizca de pimienta negra
Sal y aceite

Preparación

Pelamos y picamos finamente las cebollas y el pimiento rojo, los dientes de ajo y las guindillas. Rallamos las zanahorias, cortamos en trocitos la mitad del bacón y las lonchas restantes en tiras. Picamos finamente el perejil y la salvia, cortamos las aceitunas en rodajas finas, calentamos el aceite en una sartén y freímos la cebolla a fuego lento 5 minutos. Incorporamos el ajo y el pimiento y dejamos freír 10 minutos. Agregamos las guindillas y los trocitos de bacón, incorporamos la zanahoria, agregamos la salvia, espolvoreamos con sal y pimienta al gusto. Cocemos todo junto a fuego lento unos 10 minutos.

Agregamos las alcaparras y las aceitunas, mezclamos y retiramos del fuego. Extendemos los filetes de pescado y sazonamos. Rociamos con el zumo de limón, repartimos encima de los filetes ¾ partes de la preparación anterior, enrollamos los filetes de pescado con el relleno, colocamos las tiras de bacón a su alrededor y atamos con hilo de cocina. Calentamos el aceite en una cazuela y sofreímos los rollos de pescado. Añadimos lo que haya sobrado del relleno, incorporamos el perejil y ½ vaso de agua. Tapamos y dejamos cocer a fuego medio unos 20 minutos.

FIAMBRE DE POLLO

Ingredientes para 6 personas

1 kilo de pechugas de pollo
1/2 kilo de jamón de York
250 g de bacón en tiras
1 latita de trufa
1/2 copa de un buen coñac o brandy
4 huevos
Sal y pimienta blanca

Preparación

Picamos las pechugas y el jamón (se puede pedir que lo hagan en la carnicería o en la pollería) y la trufa, todo muy menudo. Añadimos los huevos bien batidos, la pimienta y el coñac, mezclando todo muy bien hasta que quede una pasta fina.

Formamos un rollo y lo forramos todo con las tiras de bacón. Se envuelve en papel de aluminio y se mete al horno a temperatura media, unos 175º-180º durante 30-35 minutos. Se saca del horno y se deja enfriar, para que se pueda manejar con facilidad.

Ponemos una tabla de cocina sobre el fiambre, con un peso de 1 kg o 1 kg y 1/2 y se deja durante toda la noche.

Se puede acompañar con cerezas o guindas en almíbar, o una salsa agridulce.

La trufa, aunque es un poca cara, tiene que ser de la mejor calidad. Es un plato ideal para preparar el día anterior.

FIAMBRE DE TERNERA

Ingredientes para 6 personas

1 kg de carne picada de añojo
2 huevos, 1 cebolla rallada o muy picada
1 cucharada de alguna hierba seca (orégano, salvia o tomillo)
3 cucharadas de perejil o albahaca fresca
6 cucharadas de tomate frito
2 ó 3 huevos duros (opcional)
Pimienta y sal

Preparación

Precalentamos el horno a 180º C, engrasando la placa del horno con un poco de aceite de oliva o mantequilla.
En un bol, mezclamos con las manos la carne picada con los huevos batidos, la cebolla, las hierbas, sal y pimienta.
Ponemos esta mezcla sobre la placa del horno formando un rollo alargado. Si se prefiere, también se puede extender parte de la carne, poniendo los huevos pelados en el centro y cubriendo con la otra mitad de la carne, procurando darle forma de rollo.

Se recubre con tomate frito y se mantiene en el horno entre 1 h y 1 y ¼ h.

Sacarlo y dejarlo reposar durante 15 minutos para que se entibie un poco y no se rompa al cortarlo en lonchas.

Se sirve acompañado de una ensalada verde al gusto (lechuga, escarola, endibias, col cortada en juliana, etc.)

HUEVO HILADO

Ingredientes (Dado que hemos hablado del huevo hilado como decoración para algunas recetas, es por lo que incluimos la forma de hacerlo, aunque no sea una receta por si solo)

30 yemas
2 kg de azúcar
1 litro de agua

Preparación

Confeccionamos un almíbar con el azúcar y el agua hasta que hierva. Separamos las yemas de las claras, reservando las claras en la cámara y pasamos las yemas a través de un colador chino sin trabajarlas sobre recipiente de acero inoxidable. (En invierno, en los locales fríos o cuando los alimentos estén en cámaras, hay que calentar muy ligeramente al baño María las yemas procurando que no se cuajen para facilitar su caída por el hilador).

Sobre un platillo de huevos o similar cogemos un poquito de yema y la diluimos con un poco de agua, adicionando este preparado al almíbar, para que forme espuma.

Pasamos la yema líquida al hilador, colocando debajo un platillo y con un movimiento de espiral o circular se va agregando la yema líquida sobre la espuma del almíbar. Dejamos cocinar durante 15 segundos y apagamos el fuego.

Recogemos los hilos de yema por medio de una espumadera araña y escurrimos, refrescando en un recipiente con agua. Se coloca en una fuente o plato con un lienzo para que absorba la humedad.

Su aplicación es infinita, tanto en decoraciones como en guarniciones de platos fríos para bufete y pastelería.

LENGUADO AL CAVA

Ingredientes para 6 personas

6 filetes de lenguado
100 g de salmón ahumado
½ litro de cava
2 cucharadas de mantequilla
1 bote de leche evaporada
Sal y pimienta
1 chorreón de zumo de limón

Preparación

Salpimentamos los filetes de lenguado y los extendemos sobre una tabla. Colocamos sobre cada uno una loncha de salmón, los enrollamos y los sujetamos con un palillo.

Se colocan en una fuente refractaria engrasada y una vez rociados con el zumo de limón, se cubren con el cava. La fuente se debe tapar con papel de aluminio antes de introducirla en el horno, y se mantiene en el mismo unos 8 minutos a 200° C. Se sacan los rollitos y se reservan tapados para que no se enfríen.

Se pasa el jugo sobrante a un cazo, añadimos la leche evaporada y se cuece hasta que se reduzca 3/4 partes.

Rectificar el punto de sazón, añadimos la mantequilla, batimos para montarla y cubrimos los lenguados con esta salsa.

Se espolvorea con perejil picado y se adorna con triángulos de hojaldre.

LOMO CON ALCAPARRAS

Ingredientes para 6 personas

12 filetes de lomo de cerdo
4 cucharadas de aceite de oliva
4 dientes de ajo picados
½ cucharada de té de romero

½ taza de vino blanco
2 tazas de caldo de pollo
60 g de alcaparras escurridas
2 cucharadas de zumo de limón
Sal y pimienta.

Preparación

Se sazonan los filetes, con sal y pimienta. En una sartén, calentamos el aceite, doramos los filetes por ambos lados y los reservamos. En la misma sartén doramos los ajos picados, desglasando con el vino y añadiendo el caldo de pollo.

Se deja reducir a fuego lento, agregamos el romero, las alcaparras y el zumo de limón. Volvemos a poner la carne en la sartén junto con la salsa y se calienta.

Se sirve acompañado de una ensalada verde.

LOMO DE CERDO AL CARAMELO

Ingredientes para 6 personas

1 k de cinta de lomo de cerdo
3 dientes de ajo
1 cebolla
1 manzana reineta
1 vaso de los de agua de vino blanco
2 vasos de los de agua de caldo de pollo o carne

Aceite de oliva y sal

Para el caramelo
100 g de azúcar y 3 cucharadas de agua

Preparación

En una cazuela se cubre el fondo con aceite. Cuando esté caliente, se añaden los dientes de ajo sin pelar, la cebolla pelada y la manzana entera. Se doran unos tres minutos y se saca todo.

Se echa sal al lomo y se mete en la cazuela. Se dora y se apaga el fuego. Cuando el aceite ya no esté caliente, se vierte el vino blanco y el caldo. Se tapa la cazuela, y se guisa, a fuego lento durante 15 minutos por un lado y 15 minutos por el otro. Se saca y se deja enfriar.

En una sartén, se coloca el azúcar con la cuchara de agua para que se haga el caramelo. Una vez hecho, se apaga el fuego y se impregna el lomo por todos los lados con el caramelo.

Se coloca directamente en la fuente donde se vaya a servir. Si ha sobrado caramelo, se echa por encima del lomo.

Este plato se puede tomar así junto con huevo hilado o acompañado con su salsa.

LUBINA AL HORNO

Ingredientes para 6 personas

3 lubinas
1 huevo y 2 yemas
1 ó 2 cebollas (según tamaño)
2 ó 3 tomates maduros
3 dientes de ajo
Aceite de oliva
Perejil y sal

Preparación

En una fuente de horno amplia se cubre el fondo con aceite de oliva. Se coloca la cebolla en aros finos hasta cubrir toda la fuente y se hace lo mismo con el tomate, poniendo encima de la cebolla. Se sazona y se rocía con aceite de oliva. Con un cuchillo se hacen dos cortes a las lubinas y se sazonan.

En un mortero se machacan los ajos junto con el perejil y un chorrito de aceite. Se mete por dentro del pescado y por los cortes.

Se colocan las lubinas en la fuente y se rocían con el aceite de oliva, introduciéndolo en el horno previamente calentado a 170° durante 20 minutos (dependerá del tamaño del pescado, pero nunca podrá quedar seco). Se saca con mucho cuidado para que no se rompa, y se coloca en una fuente con toda su salsa.

MERLUZA RELLENA

Ingredientes para 6 personas
Una cola de merluza de 1 Kilo
100 g de jamón picado
100 g de carne cocida
2 huevos cocidos
75 g de mantequilla
Un limón, aceitunas, perejil y pan rallado.

Preparación

Se le pide al pescadero que nos quite la espina para que quede la cola abierta.

Se prepara un picadillo con el jamón, la carne cocida, los huevos, las aceitunas y el perejil. Con esto se rellena bien la merluza y se ata para que no se salga el relleno. Se unta de mantequilla, se introduce en el horno, y cuando empieza a dorarse se rocía con el limón.

Finalizado el asado se saca del horno y se le echa por encima el jugo que haya ido soltando. Se decora con la lechuga bien picada.

PASTEL DE POLLO

Ingredientes para 4-6 personas

1 pollo
200 de cebolla picada
200 g de tomate triturado
4 dientes de ajo machacados
1 cucharada de pimentón
2 cucharadas de ketchup
1 cucharada de salsa Worchestershire,
Pimienta negra
2 cucharadas de azúcar
1 cucharada de alcaparras
1 limón
8 aceitunas picadas
50 g de pasas
2 cucharadas de vino dulce
1 vasito de aceite
2 cucharadas de sal.

Ingredientes para la masa

400 gr. de harina
2 cucharadas de levadura en polvo
3 yemas de huevo
6 cucharadas de mantequilla
6 cucharadas de margarina
1 cucharadita de sal
2 cucharaditas de azúcar
1 yema de huevo batida

Preparación

Limpiamos el pollo, lo frotamos con limón y lo cortamos en trozos. Picamos en la batidora la cebolla y el ajo, junto con el pimentón y el ketchup. Calentamos aceite en una cazuela, añadimos la mezcla triturada, incorporando el tomate, pimienta, sal y azúcar, y le damos un hervor. Agregamos los trozos de pollo, tapamos y cocemos a fuego lento unos 35 minutos. Apagamos el fuego, retiramos los trozos de pollo y lo dejamos enfriar. Deshuesamos y desmenuzamos el pollo, y lo ponemos en la cazuela, añadiendo las aceitunas y las pasas. Vertemos el vino y cocinamos a fuego fuerte 10 minutos. Cocemos a fuego medio 10 minutos o hasta que espese un poco, y lo dejamos enfriar.

Para la masa
Tamizamos la harina con la levadura, agregamos las yemas, la mantequilla, la margarina, sal y el azúcar.
Mezclamos bien hasta obtener una masa arenosa. Añadimos agua fría hasta conseguir una pasta suave.
La ponemos sobre una mesa y la terminamos de amasar con la punta de los dedos. La dejamos reposar unos 15 minutos. Calentamos el horno al máximo, mientras que dividimos la masa en dos partes desiguales. Ponemos la parte grande sobre papel

encerado, la cubrimos con otro papel y la extendemos con el rodillo. Quitamos el papel, y la extendemos sobre el molde. Forramos el molde con la masa, apretándola con los dedos. Rellenamos con el guiso de pollo, extendemos el resto de masa y tapamos el molde con ella. Unimos los bordes apretando con los dedos o con un tenedor. Con una aguja perforamos la masa para que salgan los vapores y no se hinche. Pintamos con yema de huevo batida y horneamos durante 45 minutos.

POLLO HORNEADO CON RELLENO DE FRUTAS

Ingredientes para 6 personas

1 pollo de 2.5 kg aproximadamente
1 cucharadita de aceite de oliva
2 dientes de ajo, machacados
½ cucharadita de páprika
½ cucharadita de sal
¼ cucharadita de pimienta
Ralladura de la cáscara de una naranja y un limón
125 g de ciruelas secas
125 g de orejones secos
1 taza de vino blanco
1 manzana pelada, rebanada finamente

1 cucharadita de romero finamente picado
50 g de miel.

Preparación

Mezclamos el aceite, el ajo, la páprika, la sal, la pimienta y las cáscaras de naranja y limón, y con ellos frotamos el pollo por fuera y por dentro. Lo cubrimos y lo dejamos en el frigorífico de un día para otros, volteándolo un par de veces.

Remojamos las ciruelas en vino hasta que se hidraten, las sacamos y reservamos el vino.

Mezclamos las frutas secas con manzana y romero. Rellenamos el pollo con la mezcla de frutas y lo cerramos. Con una brocha mojada en miel, cubrir toda la piel del pollo, y lo asamos durante 15 minutos a máxima potencia. Le damos la vuelta le pasamos de nuevo la brocha con la miel, y asamos durante 15 minutos más. Lo ponemos en otra fuente y colamos todo el líquido. Se coloca con las frutas que hayan quedado, y el vino reservado.

Se reduce el calor a 350º y asamos hasta que esté dorado y crujiente. Cubrimos con papel de aluminio si se está dorando muy rápidamente. Pasamos el pollo a una fuente de servir y lo dejamos reposar durante 10 minutos. Se sirve con la fruta y la salsa.

PATO A LA NARANJA

Ingredientes para 6 personas

1 pato de 2 kg aproximadamente con sus despojos
2 esqueletos de pollo o pato
4 naranjas
1 vaso de coñac
80 g de mantequilla
3 cucharadas de azúcar y una cuchara de agua para el caramelo

Preparación

Se limpia el pato y se unta con mantequilla por dentro y por fuera. Se pelan 2 naranjas y se corta la piel en tiras finas. Se meten en una cazuela con agua hirviendo durante 5 minutos, se sacan y se reservan. En esa misma agua, se ponen los esqueletos de pollo, los despojos, el vaso de coñac y el zumo de 2 naranjas. Se sazona y se deja cocer 30 minutos. Después se cuela con un colador fino.

Se coloca el pato en una fuente de horno engrasada con mantequilla. Se asa durante 1 1/2 horas aproximadamente (dependerá del tamaño del pato). Mientras se asa, si el pato se queda seco, se rocía con un poco del caldo que se ha preparado. Se saca y se pone en una fuente.

Todo el jugo que ha soltado el pato, se añade al caldo del pato. En una sartén se ponen las 3 cucharas de azúcar y una cuchara de agua para hacer un caramelo. Cuando empiece a tomar color, se añade el caldo y se cuece 5 minutos más. Se vierte la salsa por encima del pato y se adorna con gajos y con las tiras de las naranjas.

PATO CON UVAS
Ingredientes para 6 personas

2 pechugas de pato
1 cebolla
1 cuchara de harina
250 g de uvas peladas y sin pepitas
1 vaso de los de agua de cava o champán
200 ml de nata líquida
Sal y pimienta

Preparación

Se salpimientan los filetes de pechuga y se fríen en una sartén con su grasa hasta que estén dorados. Se retiran. En la misma grasa se pone a dorar la cebolla, se incorpora la cuchara de harina y se vierte el cava. Se deja cocer cinco minutos sin dejar de remover. Se añaden las uvas y la nata. Se deja cocer a fuego vivo unos minutos más. Se añade los filetes para que se caliente un poco y se sirve en el plato acompañado de las uvas y su salsa.

PASTEL DE BONITO

Ingredientes para 6 personas

400 g de leche evaporada (leche entera concentrada por evaporación)
50 g de queso blando graso (quesitos grasos)
3 huevos
1/4 de bonito de conserva en aceite
3 cucharadas de salsa de tomate
Salsa rosa
Mantequilla y pan rallado para el molde

Preparación

Cogemos un molde rectangular, lo untamos de mantequilla, y colocamos en el fondo un poco de pan rallado. En la batidora se mezclan todos los ingredientes y se baten. Se vierte la mezcla en el molde y se vuelve a poner un poco de pan rallado. Se mete en el horno al baño María a 180° durante 45 minutos. Se saca, se deja enfriar en el frigorífico y se desmolda en la misma fuente donde se va a servir. Se acompaña de aceitunas, tiras de pimiento rojo y salsa rosa.

PASTEL DE CARNE

Ingredientes para 6 personas

1 k de carne picada (1/2 k de ternera y 1/2 k de cerdo)
1 manzana
1 cebolla
2 dientes de ajo
1 pimiento verde
1 zanahoria
1 vaso de salsa de tomate frito (200 cm³ aprox.)
Un puré de patatas elaborado con leche desnatada, mantequilla y sal, para cubrir el pastel
Lonchas de queso graso para cubrir el pastel
Aceite de oliva y sal

Preparación

Se pica la cebolla, la manzana, los dientes de ajo, la zanahoria y el pimiento verde. Se sofríe todo en una sartén con aceite.
Se agrega el tomate frito, y por último la carne. Una vez hecha la carne, se vierte en una fuente de horno.
Se cubre con el puré de patatas y encima de éste se colocan las lonchas de queso. Se mete en el horno y se gratina hasta que el queso se derrita

PECHUGAS AL ESTRAGÓN

Ingredientes para 6 personas

3 pechugas de pollo (1/2 para cada comensal)
2 pastillas de caldo de gallina
1 zanahoria
1 vaso de vino blanco seco
1 litro de agua
1 cebolla
1 ramillete de estragón

Ingredientes para la salsa

2 cucharadas rasas de maicena
75 g de mantequilla
2 yemas de huevo
1 taza de nata liquida
Sal y pimienta

Preparación

Se disuelven las pastillas de caldo en medio litro de agua hirviendo; cuando están disueltas se añade las pechugas, la cebolla cortada en 4 trozos, la zanahoria cortada en rodajas, el estragón y el vino. Se tapa la cacerola y se pone el fuego fuerte; cuando rompa a hervir se gradúa el fuego para que cueza lentamente durante 25 minutos.

Pasado este tiempo las pechugas estarán tiernas; se sacan de la cacerola, se quita la piel y los huesos y se colocan en una fuente de servir. El caldo se cuela y se vuelve a poner al fuego muy fuerte para reducirlo un poco.

Salsa

En cazo ponemos al fuego 50 g de mantequilla; cuando está derretida se retira y se añade la maicena y, poco a poco, el caldo que teníamos reservado, la pimienta, y se rectifica la sal, volviéndolo a poner al fuego para que espese.

En otro recipiente mezclamos la nata líquida con las yemas de huevo, se vierte encima poco a poco la bechamel, se mueve y se añade la mantequilla restante en trocitos, procurando conservar caliente esta salsa, pero sin dejar que vuelva a hervir.

La mitad de la salsa se echa sobre las pechugas colocadas en la fuente y la otra mitad se sirve en salsera.

PESCADILLA RELLENA

Ingredientes para 6 personas

1 pescadilla de 1 k 1/2 abierta, sin espinas y sin cabeza

2 ajos
1/4 de gambas
1/4 de champiñones
50 g de jamón o bacón
El zumo de un limón
1 vaso de vino blanco
Harina, aceite de oliva y sal

Preparación

En una sartén con aceite se fríe el jamón menudito y el ajo picado. Después se añaden las gambas peladas, los champiñones cortados en láminas, y un poquito del vaso de vino blanco. Se sala y se rellena la pescadilla, se cierra y se pasa por harina, principalmente por donde se ha rellenado. Se coloca en una fuente de horno con aceite, y se rocía con aceite y con el restante vino blanco. Se mete al horno durante 20 minutos a 180º. Se saca y se coloca en una fuente de servir, con cuidado de que no se nos parta. Se decora con lechuga y zanahoria cortada en juliana.

PIERNA DE CERDO ASADA CON PURÉ DE CASTAÑAS

Ingredientes para 6 personas

1 jamón fresco de cerdo sin la corteza
Un ramillete de hierbas secas al gusto

2 hojas de laurel
4 dientes de ajo
1 vaso de los de agua de vino blanco de Oporto
Aceite de oliva o manteca de cerdo
Sal

Puré de castañas
1 kg de castañas
Leche
50 g de mantequilla

Preparación

Engrasamos con el aceite una placa de horno, y colocamos el ramillete de hierbas con las dos hojas de laurel. Se unta con aceite el jamón, se sazona y se coloca en la placa. Se introduce en el horno y se asa a 180º durante 2 ó 3 horas (según el tamaño de la pierna o según el grado de cocción deseado).

Se baten con una batidora eléctrica el vino y las cabezas de ajo, y vamos rociando durante el asado la pierna con esta salsa. Si la pierna se queda seca durante la cocción, se añade agua con un poquito de vino. Una vez asada, se saca y se trincha. Se sirve acompañada de su salsa y del puré de castañas.

Preparación del puré de castañas

Se cuecen las castañas con su piel durante 10

minutos. Después se pelan, se ponen en una cazuela y se cubren de leche. Se remueve hasta que las castañas estén tiernas. Se mezcla con la mantequilla y se bate todo con una batidora eléctrica.

POLLO A LA CERVEZA

Ingredientes para 6 personas

1 pollo de 1 k 1/2
33 cl cerveza
1 vaso pequeño de caldo de ave
1 cebolla
1 pimiento verde
2 tomates maduros
2 dientes de ajo
2 huevos cocidos
150 g de aceitunas
150 g de almendras crudas y sin piel
Aceite de oliva
1 cucharadita de azúcar
Sal

Preparación

Se cubre el fondo de una cazuela con aceite de oliva, y a fuego lento se incorporan la cebolla, el pimiento verde y los ajos picados. Se añaden los dos tomates maduros pelados y en trocitos junto con la cucharadita de azúcar y las almendras. Se sazona y se remueve el sofrito con un tenedor de madera para que no se pegue.

Se sazona el pollo y se agrega a la cazuela. Se dora un poco y se vierte la cerveza, tapándolo y dejándolo cocer a fuego lento hasta que el pollo esté tierno. Si se queda seco, se añade un poco de caldo de ave, removiendo para que no se pegue. 10 minutos antes de terminar la cocción agregamos las aceitunas y un huevo cocido. El otro huevo se pone al final para que no se deshaga. Se sirve en el plato con su salsa.

POLLO ASADO ACOMPAÑADO DE ARROZ AL CAVA

Ingredientes para 6 personas

1 pollo preparado para asar de unos 2 kg
25 g de mantequilla
3 dientes de ajo
200 g de arroz
1 botella de cava
Caldo de carne o pollo
Queso rallado
Sal

Preparación

Untamos una fuente de horno con

mantequilla; hacemos lo mismo con el pollo y se sazona. Se colocan los tres dientes de ajo y el pollo en la fuente, y se meten en el horno durante una hora y media. Durante este tiempo, hay que rociar el pollo con el caldo, mezclado con un poquito de cava.

Preparación del arroz

Cubrimos el fondo de una cazuela de mantequilla, añadimos el arroz, rehogamos y echamos 3 vasos de agua y 3 vasos de cava. Se sazona y se deja hacer a fuego lento.
Una vez terminado, se esparce por encima queso rallado. El arroz hay que comerlo recién hecho.
Se sirve el pollo trozado y en el centro se coloca el arroz.

POLLO CON LANGOSTA

Ingredientes para 4 personas

1 pollo cortado a cuartos
1 langosta
10 almendras
2 tomates maduros
1 cebolla
1 rebanada de pan frito
1 cucharada de harina
1 cubito de caldo

1 copa de coñac
1 pastilla de chocolate
1 ramita de perejil
2 dientes de ajo
Aceite
Sal y pimienta

Preparación

Sazonamos el pollo con sal y pimienta y lo doramos a fuego fuerte, en un poco de aceite. Añadimos la langosta troceada, la freímos durante unos minutos y flameamos con el coñac. Se retira todo y en el mismo aceite se rehoga la cebolla picada. Cuando empiece a dorarse, añadimos los tomates rallados y los cocemos unos 10 minutos.

Machacamos en el mortero la rebanada de pan y los ajos, previamente fritos, además del chocolate, el perejil y las almendras.

Agregamos la harina y el cubito de caldo disuelto en 200 ml (1 vaso) de agua caliente y añadimos el sofrito junto con el pollo y la langosta.

Se cuece todo junto, a fuego suave, unos 30 minutos.

POLLO RELLENO

Ingredientes para 6 personas

1 pollo grande
100 g de queso rallado
2 rebanadas de pan
3 cucharadas de aceite
1 pastilla de concentrado de carne
1 huevo
1 pimiento morrón grande
1 cucharadita de pimentón
Perejil y sal

Preparación

Se desmenuza el pan y se mezcla con el queso rallado, el pimiento cortado en tiras, el perejil picado, el huevo batido y la pastilla de concentrado desmenuzada.

Una vez limpio el pollo se rellena con esta mezcla cosiendo el orificio para que no se salga el relleno. Se envuelve en papel de aluminio y se pone en el horno, previamente calentado, durante 40 minutos.

Pasado este tiempo se retira el papel de aluminio, se unta el pollo con la mezcla de aceite y pimentón y se introduce en el horno otros 20 minutos para que se termine de hacer y quede bien dorado.

Se sirve con patatas torneadas rehogadas en mantequilla.

PUDÍN DE PESCADO

Ingredientes para 6 personas

1 k de pescado blanco limpio y cocido (puede ser congelado)
3 cucharas de salsa de tomate
3 palitos de cangrejo
1/2 k de gambas o langostinos (pueden ser congelados)
6 huevos
1/4 de nata líquida
Salsa mayonesa
Pan rallado, sal y mantequilla
Escarola rizada

Preparación

En un bol grande se mezclan los palitos de cangrejo, el pescado, la salsa de tomate, la nata líquida y las 6 yemas de los huevos. Se sazona y se bate con una batidora eléctrica. Las claras se montan a punto de nieve y se agregan a la preparación anterior junto con las gambas. Se remueve y se vierte en un molde rectangular engrasado con mantequilla y con un poco de pan rallado.
Se calienta el horno a 180º y se introduce el molde al baño María hasta que cuaje (unos 45

minutos). Se desmolda y se deja enfriar en el frigorífico.

Se sirve en una fuente cubierta de escarola y con salsa mayonesa. Se reservan unas gambas para colocarlas por encima del pudín.

PUDÍN DE SALMÓN

Ingredientes para 6 personas

1/2 k de pescado blanco limpio y cocido
1/2 k de salmón ahumado
3 cucharas de salsa de tomate
6 huevos
1 huevo duro
1/4 de nata líquida
Pan rallado, sal y mantequilla
Pepinillos pequeños en vinagre, cebolletas y alcaparras

Preparación

En un bol grande se mezcla 1/4 de salmón ahumado, el pescado, la salsa de tomate, la nata líquida y las 6 yemas de los huevos. Se sazona y se bate con batidora eléctrica. Las claras se montan a punto de nieve y se agregan a la preparación anterior. Se remueve la mezcla y se vierte en un molde rectangular engrasado con mantequilla y con un poco de pan rallado.

Se calienta el horno a 180º y se introduce el molde al baño María hasta que cuaje (unos 45 minutos). Se deja enfriar en el frigorífico y se desmolda. Se coloca el pudín en una fuente, y se cubre con el salmón restante.

Se adorna con los pepinillos, las cebollitas, las alcaparras y el huevo rallado.

PULARDA CON SALSA DE CEBOLLITAS

Ingredientes para 6 personas

1 pularda
1/4 de cebollitas francesas
150 g de zanahorias enanas
150 g de patatas enanas
100 g de setas de cardo
1 vaso de vino blanco de Oporto
1 vaso de caldo de ave
1 ramillete de hierbas aromáticas al gusto
Sal y pimienta negra molida

Preparación

Se frota la pularda con la mantequilla y se sazona. En el interior se colocan 2 cebollitas, el ramillete de las hierbas aromáticas y un trocito de mantequilla. Se coloca en el centro de una fuente de horno engrasada con mantequilla, y alrededor las cebollitas, las zanahorias, las patatas y las setas (si la pularda es muy grande, todos estos ingredientes se colocarán a media cocción porque si no se deshacen).

Se introduce en el horno previamente calentado a 180º durante 1 hora aproximadamente, dependiendo del tamaño de la pularda. Durante este tiempo, hay que rociarla con el caldo mezclado con el vino. Se saca del horno y se coloca en una fuente troceada con todos sus ingredientes, y rociada con un poco de su salsa. La demás salsas se colocan en una salsera.

RAPE ALANGOSTADO

Ingredientes para 6 personas

1 rape de 1 kilo
1 cebolla
100 ml de vino blanco
100 g de jamón
Pimentón
Aceite
Sal

Preparación

Se pide al pescadero que limpie el rape eliminando la piel y la espina, llevándonos también esta última.

Se ata el rape como si fuera un asado, se sazona, se unta con aceite y se embadurna con pimentón hasta que la superficie aparezca rosada. Se coloca en una cazuela donde quepa justo y se añade la cebolla cortada en aros, la espina y el vino blanco.

Se tapa, se acerca al fuego y se cuece alrededor de 30-40 minutos, dándole vuelta de vez en cuando para que se haga por igual. Una vez cocido se saca y se deja enfriar.

Se elimina el cordel, se parte en filetes y se pone en una fuente de servir. Se adorna al gusto con lechuga picada o verduras salteadas y se sirve caliente o frío, acompañado de una salsa holandesa o de una mayonesa ligera.

REDONDO DE TERNERA AL CAVA

Ingredientes para 6 personas

1 1/2 k de redondo de ternera
3 dientes de ajo
1 cebolla
2 manzanas reinetas
1 loncha de jamón ibérico
1/2 botella de cava
1 vaso de los de agua de caldo de pollo o carne
Aceite de oliva de 1º
Sal y una ramita de perejil

Puré de patata

Preparación

En una cazuela se cubre el fondo de aceite. Cuando esté caliente, se añaden los dientes de ajo sin pelar, la cebolla pelada y las manzanas enteras. Cuando estén doradas las manzanas y la cebolla, se retiran.

Se sazona el redondo y se mete en la cazuela. Se dora y se apaga el fuego. Cuando el aceite ya no esté caliente, se vierte el cava y el caldo. Se añaden la cebolla y las manzanas, se tapa la cazuela y se guisa a fuego lento; 15 minutos por un lado y 15 minutos por el otro. Se saca el redondo y se deja enfriar.

Se corta el redondo en lonchas finas y se coloca en una fuente. Con una batidora eléctrica, se bate la salsa del redondo junto con las manzanas (retirando las semillas y el corazón) y media cebolla. Se rocían las lonchas del redondo con esta salsa. En una salsera se coloca el puré de patatas

ROLLOS DE TERNERA

Ingredientes para 6 personas

6 filetes de ternera finos
Una tortilla francesa de dos huevos

75 g de jamón entreverado
Una cebolla
25 g de tocino fresco
Harina, sal, pimienta y 5 cucharadas de aceite

Preparación

Ponemos los filetes en la tabla y los aplastamos; a continuación cortamos la tortilla y el jamón en tiras finas. Colocamos en cada uno de los filetes la tortilla y el jamón, los enrollamos y los atamos. Se pasan por harina, se fríen y se reservan.

En una cazuela de barro ponemos el aceite, el tocino cortado en cuadritos con las cinco cucharadas de aceite. Cuando el aceite está caliente echamos la cebolla cortada muy fina y rehogamos unos minutos.

Añadimos los filetes, los cubrimos con agua a media altura y lo dejamos cocer lentamente hasta que la carne esté tierna. Se sacan los filetes y se colocan en una fuente de servir. Pasamos la salsa por el pasapurés y la vertemos por encima de los filetes.

SALMÓN AHUMADO CON CEBOLLITAS Y ALCAPARRAS

Ingredientes para 6 personas

600 g de salmón ahumado

1/2 limón
100 g de cebollitas en vinagre
100 g de pepinillos pequeños en vinagre
100 g de alcaparras
2 huevos cocidos
150 g de mantequilla
Pan de molde
Pimienta negra recién molida

Preparación

En una fuente redonda ponemos el salmón en lonchas, y lo aliñamos con el zumo de medio limón y la pimienta. En el centro se colocan las cebollitas y las alcaparras. En cuencos pequeños se ponen los pepinillos picados, el resto de las alcaparras y cebollitas y los huevos cocidos rallados. Se tuesta el pan de molde, se le quita la corteza y se colocan en una panera. La mantequilla se pone en un plato pequeño. Se coloca todo alrededor del salmón para que cada persona se sirva el ingrediente que más le guste.

SALMÓN AL CAVA

Ingredientes para 6 personas

1 salmón cortado en filetes

¼ litro de caldo de pescado (trozos de pescado para sopa, cebolla, puerro, laurel y tomillo)
1 litro de agua
1 copa de cava seco
1 lata de espárragos
1 cucharada de mantequilla
1 cucharada de maicena
Sal, pimienta y perejil
Aceite de oliva

Preparación

Preparamos un caldo con los trozos de pescado, cebolla, puerro, laurel, tomillo y agua, dejándolo cocer 3/4 de hora. Una vez cocido, colamos el caldo y lo reservamos.

Untamos una fuente refractaria con un poco de aceite y colocamos encima los filetes de salmón salpimentados, rociándolos con el 1/4 litro de caldo y el cava.

Se mete en el horno previamente calentado a 190°, durante 15-20 minutos. Se sacan los filetes y se reservan en una fuente caliente.

Reducimos el caldo en un cazo, añadiendo la maicena disuelta en un poquito de agua fría y por último la mantequilla.

Se rocía el salmón con esta salsa y si se desea, se gratina un poco en el horno hasta que la superficie este dorada.

Se sirve con los espárragos templados y espolvoreados de perejil picado.

SALMÓN CON SALSA DE PIMIENTOS

Ingredientes para 6 personas

6 rodajas de salmón
200 g de mantequilla
Sal y pimienta verde

Ingredientes para la salsa de pimientos

50 g de mantequilla
2 cucharas de harina
1/2 litro de leche
1 pimiento rojo asado

Preparación

Esta receta es fácil de preparar pero tiene un inconveniente: el salmón hay que hacerlo en el momento de servir.
Se salpimienta el salmón, y se hace a la plancha con un poco de mantequilla. Se saca y se coloca una rodaja en cada plato.

Preparación de la salsa

La salsa hay que hacerla a fuego lento para que no salgan grumos. En un cazo se pone la mantequilla y cuando está derretida se añade la harina, y se mezcla sin dejar de remover con una cuchara de madera. Poco a poco vamos agregando la leche templada (sin dejar de remover), hasta conseguir una bechamel ligera. Se sazona y una vez hecha la bechamel, se añade el pimiento rojo asado. Se bate con una batidora eléctrica todo, y se sirve encima de cada rodaja de salmón.

TERNERA CON PIÑONES

Ingredientes para 6 personas

700 g de ternera en filetes
50 g de piñones
1 tomate
1 vaso de vino blanco
Aceite
Manteca de cerdo
Ajo, perejil, sal y pimienta

Preparación

En una cazuela ponemos un poco de aceite con la manteca de cerdo a partes iguales, y doramos los filetes por los dos lados. Una vez dorados se añade el ajo y el perejil majados, a lo que se le añade un poquito de agua. A continuación se echa el tomate partido en cuatro trozos, la sal, la pimienta, dos vasos de agua y uno de vino, y se deja cocer hasta que la carne esté blanda. Un poco antes de terminar la cocción se añaden la mitad de los piñones enteros y la otra mitad machacados en un mortero.

POSTRES

BIZCOCHO FESTIVO

Ingredientes para 6 personas

250 g de mantequilla
250 g de azúcar
1/4 de cucharadita de vainilla
Sal
2 cucharadas de ron
6 huevos
350 g de harina cernida
1 cucharadita de polvo de hornear
400 g de pasas
50 g de almendras peladas, tostadas y molidas
100 g de cáscara de limón confitada
100 g de almendras blanqueadas

Preparación

Cubrimos un molde con papel enmantequillado. Batimos la mantequilla, azúcar y aromas, añadiendo uno en uno los huevos. Incorporamos de forma envolvente la harina, polvo de hornear, pasas (pasadas por harina), almendras tostadas y molidas, sal y limón confitado. Colocamos las almendras enteras encima. Horneamos a 200° durante por 3 horas si es en molde pequeño y alto, y de 1 1/2 a 2 horas si es en molde de pan. Los dejamos reposar 15 minutos, y lo sacamos.

BUDÍN DE CHOCOLATE CALIENTE CON NARANJA

Ingredientes para 6 personas

15 g de mantequilla
20 g de harina
120 centilitros de leche
25 g de azúcar vainillado
2 yemas de huevo
20 g de chocolate para fundir
2 claras de huevo
30 g. de azúcar
200 g de naranjas amargas
60 g. de azúcar
60 g de nata acidificada con limón
20 centilitros de licor de naranja

Preparación

En un recipiente hondo fundimos la mantequilla a fuego suave, vertemos la harina, revolvemos e incorporamos la leche hirviendo.

Fuera del calor, añadimos las yemas y el chocolate fundido.

Batimos las claras a punto de nieve y echamos el azúcar. Mezclamos las claras con la crema.

Untamos con mantequilla unas flaneras de ración, azucaradas por dentro, y las llenamos hasta que falte un dedo para su borde, poniéndolas a cocer al baño María.

Trituramos las naranjas, colamos y mezclamos su jugo con el licor de naranja, el azúcar y la nata ácida. Desmoldamos los flanes y los rociamos con la salsa.

Se sirve decorado con tiras de piel de naranja.

CASTAÑAS EN ALMÍBAR

Este plato es muy típico en la zona noroeste de España, pero debe ser preparado un mes antes para que las castañas adquieran más sabor. Se conservan en tarros herméticamente cerrados y se deben almacenar en lugares frescos y sin luz para conservar todo su color y sabor.

Ingredientes para 6 personas

1 k de castañas peladas y cocidas
Almíbar: para unos 60 cl de agua se necesitan 300 g de azúcar

Optativo: ron de caña, aguardiente o licor de frutas al gusto.

Preparación

Se prepara un almíbar de azúcar con agua, sin dejar de remover para que el azúcar se disuelva.

Optativo

Cuando esté echo el almíbar, se puede bañar con ron de caña, aguardiente o con algún licor de frutas.

Se meten las castañas en tarros herméticamente cerrados y se añade el almíbar. Se deja reposar de quince días a un mes.

Se pueden servir las castañas junto con otros frutos secos, rociados con el jugo del almíbar.

CÓCTEL DE CEREZAS

Ingredientes para 6 personas

100 g cerezas escarchadas
1 copa de coñac
1 copa de vino dulce (moscatel)
1 copa de zumo de naranja
1/2 copa de zumo de limón
1 copa de granadina

Preparación

Se maceran las cerezas escarchadas en la copa de coñac durante 2 horas. En una coctelera se preparan todos los ingredientes junto con las cerezas, el coñac y unos trocitos de hielo. Se agita todo y se sirve en copas.

CÓCTEL DE FRUTAS

Ingredientes para 6 personas

1/2 piña
1/2 melón
2 manzanas
1/4 de vino blanco seco
1 copa de triple seco o cointreau
1 copa de aguardiente de cerezas o kirsch

Preparación

Se pelan la piña, el melón y las manzanas y se quita el corazón de las manzanas y las pepitas del melón. Se licua la fruta y se coloca el zumo en una jarra. Se añade el vino blanco, las copas de kirsch y el triple seco. Se remueve todo y se sirve en copas de cava adornadas con una guinda.

CÓCTEL DE PIÑA

Ingredientes para 6 personas

1 piña mediana
1 botella de cava
Azúcar al gusto

Preparación

Se licua la piña pelada y cortada en trocitos. Se mezcla con el cava (misma cantidad de zumo de piña que de cava), y se añade azúcar al gusto. Se remueve bien. Se sirve en vasos grandes con cubitos de hielo, y acompañado de típicos dulces navideños.

CÓCTEL DE UVAS

Ingredientes para 6 personas

1 1/2 k de uvas
1/2 k de limones
4 cucharadas de licor de almendras o avellanas
Hielo

Preparación

Se lavan bien las uvas y los limones y se licuan. Se vierte el zumo en una jarra o coctelera, y se mezcla con el licor de almendras. Se pica el hielo, envolviendo los cubitos en un paño y golpeándolos con un mazo. Se sirve en vasos largos o copas acompañados con una pajita.

COMPOTA ESPECIAL

Ingredientes para 6 personas

1/2 k de peras
1/2 k de manzanas
250 g de azúcar
1 trozo de cáscara de limón
1 vaso de agua
1 copa de vino tinto
1 palo de canela
Ciruelas y uvas pasas al gusto

Preparación

Se pelan y quitan las semillas y el corazón de las peras y las manzanas. Se cortan en cuatro partes. Se pasan a una cacerola con el agua, el azúcar el vino, la cáscara de limón y la canela. Se dejan cocer a fuego lento y se sacan cuando estén tiernas, antes de que se deshagan. Se colocan en un cuenco grande con todo su jugo y acompañadas de ciruelas y uvas pasas.

COPA DE CAVA

Ingredientes para 6 personas

1 botella de cava o champaña semi-seco
1/2 botella de vino blanco espumoso
1 copa de coñac
Zumo de 1/2 limón
Zumo de 1 naranja
3 melocotones (naturales o en almíbar)
2 manzanas
1 plátano
Guindas

Preparación

Se pica la fruta en trozos regulares y se coloca en un recipiente rodeado de hielo, agregando el zumo de la naranja y el limón, el vino blanco y el coñac. Se deja macerar durante media hora. Se añade la botella de cava muy fría, y se sirve en copas de champaña planas con un cubito de hielo y una guinda. Esta bebida se acompaña de dulces.

DÁTILES DE MAZAPÁN Y NATA

Ingredientes para 6 personas

1 k de dátiles

Nata montada
Pasta de almendras:
1/4 de almendras peladas y molidas
1/4 de azúcar molida
1 ó 2 yemas de huevo
2 cucharaditas de agua

Preparación

En un recipiente se mezcla el azúcar, las almendras y las dos cucharaditas de agua. Se añade una yema de huevo y se amasa todo bien hasta que quede una pasta flexible. Si es necesario, se añade otra yema de huevo. Una vez hecha la pasta de almendras, se deshuesan los dátiles y se rellenan unos con la pasta de almendras y otros con la nata montada.

FLAN DE COCO

Ingredientes para 6 personas

Un bote mediano de leche condensada
6 huevos
Una bolsa de 1/4 k de coco rallado
2 cucharas de azúcar
Para el caramelo: 50 g de azúcar y una cuchara de agua

Preparación

Se baten los huevos con el azúcar y se añade la leche condensada y el coco rallado. Hay que mezclarlo todo bien y si es necesario se puede utilizar una batidora eléctrica.

Se vierte en un molde rectangular caramelizado, y se mete en el horno al baño María aproximadamente 40 minutos.

Se deja enfriar y se desmolda en la fuente que se vaya a utilizar. Para decorarlo se pueden utilizar uvas pasas y coco rallado.

FRUTAS CON ZUMO DE NARANJA

Ingredientes para 6 personas

1 piña
1/2 melón
2 manzanas
3 cucharas de azúcar
1 naranja
1/2 vaso de licor de frutas

Preparación

Se parte la piña por la mitad a lo largo y se vacía la carne con cuidado y sin romperla. Se hacen bolitas con un vaciador y se colocan en un cuenco.

Se corta el melón por la mitad, se hacen bolitas con la carne y se añaden al cuenco. Se pelan las manzanas, y se añaden también las bolitas de su carne. Se exprime la naranja y se mezcla el zumo con el licor de frutas. Se añade el azúcar, se remueve y se vierte sobre la fruta.

Se sirve en las medias piñas acompañado de guindas.

HELADO DE LIMÓN

Ingredientes para 6 personas

5 limones
2 naranjas
250 g de azúcar glasé
250 ml de nata líquida

Preparación

Se coloca en el congelador el recipiente metálico que se va a utilizar para hacer el helado. Se licuan los limones y las naranjas, y toda la pulpa obtenida se bate con el azúcar. Se le añade el zumo de las frutas y la nata líquida, mezclando todo bien hasta que quede una masa uniforme. Se vierte la mezcla en el molde y se tapa con un papel de aluminio, metiéndolo en el congelador como mínimo 4 horas. Se saca 15 minutos antes de servir y

con el utensilio para moldear, se hacen bolitas con la mezcla.
El helado se sirve en cuencos.

MACEDONIA DE FRUTAS

Ingredientes para 6 personas

3 manzanas
2 peras
2 kiwis
2 plátanos
3 naranjas
1/2 k de melocotón en almíbar
1/4 de azúcar
6 guindas en almíbar
Optativo: un licor de frutas

Preparación

Se exprimen las naranjas para hacer un zumo. Las demás frutas se pelan y se cortan en trozos pequeños. Se vierte todo en un bol y se le añade azúcar al gusto, pero si se quiere, también se puede añadir un poco de licor de frutas. Hay que guardar la macedonia en el frigorífico, tapada con papel de aluminio o transparente, hasta el momento de servir para que conserve su color.

Se sirve en cuencos o copas de cristal y se decora con un cuarto de rodaja de naranja, colocada en la copa, y una guinda en el centro

MACEDONIA DE PLÁTANOS

Ingredientes para 6 personas

4 plátanos
1 limón
400 g de fresas
4 cucharadas de azúcar
1 vaso de vino blanco

Preparación

Pelamos los plátanos, los cortamos en rodajitas y los colocamos en una copa de cristal. Lavamos las fresas con vino blanco, las unimos a los plátanos, espolvoreamos de azúcar y lo rociamos con el zumo de limón. Se mezcla bien y se mete en el frigorífico para que se enfríe hasta el momento de servir.

MELÓN CON COINTREAU

Ingredientes para 6 personas

1 melón de 2 k

1/2 k de azúcar
Cointreau al gusto

Preparación

Con un cuchillo se realiza una incisión en el centro del melón, se corta por la mitad y se le quitan las semillas. Utilizando la marca de la incisión, se corta un poco en zigzag para que quede más decorativo a la hora de servir. Con una cucharilla especial se hacen bolas con la carne del melón, y se van dejando en un bol. Se les echa el azúcar y se bañan con el cointreau. Se deja macerar durante una hora. Se llena cada mitad de la corteza de melón con la mezcla. Se sirven las dos mitades en una fuente redonda adornada con espumillón.

MOUSE DE CHOCOLATE

Ingredientes para 6 personas

100 g de mantequilla
100 g de azúcar
80 g de chocolate a la taza
4 huevos

Preparación

Se corta el chocolate en trocitos y se derrite en un cazo al baño María hasta que esté bien disuelto. Se separan las claras de las yemas de los huevos. En un recipiente se baten las yemas con el azúcar hasta conseguir una crema, se añade el chocolate derretido y se mezcla bien. Después se ponen 150 g de mantequilla derretida y se sigue mezclando con movimientos envolventes. Se agregan las claras a punto de nieve poco a poco y sin dejar de remover; tiene que quedar cremoso y espeso. Se saca y se deja enfriar. Se guarda en el frigorífico durante 24 horas en cuencos individuales.

El mouse se debe preparar un día antes.

MOUSE DE TURRÓN

Ingredientes para 6 personas

1 tableta de turrón de Jijona
3 huevos
250 g de nata montada

Preparación

Partimos el turrón en trozos y lo pasamos por la batidora con las yemas hasta obtener una crema muy fina.

Añadimos la nata, mezclamos bien e incorporamos las claras montadas a punto de nieve.

Se reparte en copas y se deja en el frigorífico hasta el momento de servirlas.

A la hora de servirlo se consigue una mejor presentación decorando cada copa con algunos trocitos de fruta escarchada o algún tipo de fruto seco (almendras, avellanas, etc.) picado. Una copa de vino dulce aumentará el placer de la degustación.

PERAS AL VINO TINTO

Ingredientes para 6 personas

6 peras
1/2 limón
Una ramita de canela
Agua
Vino tinto de cuerpo al gusto
200 g de azúcar

Preparación

Se pelan las peras, dejando sus tallos. Se introducen en una cazuela con agua hirviendo, el azúcar, el zumo del limón y la canela. Se cuecen a fuego lento hasta que se ablanden (unos 30 minutos), aunque hay que procurar no cocerlas mucho porque si no se rompen. 10 minutos antes de que termine su cocción se vierte el vino tinto, y se van removiendo con todo su jugo. Se sirven en cuencos individuales con todo su almíbar.

PIÑA AL LICOR

Ingredientes para 6 personas

1 piña
Azúcar al gusto
1 vaso de triple seco

Preparación

Si la piña no se sujeta bien, se corta un trozo de la base para dejar una superficie plana. Se corta la parte superior con sus hojas, y se guarda. Se quita toda la pulpa de la piña y se corta en trocitos, pero hay que hacerlo con cuidado para que no se rompa la cáscara para luego rellenarla. En un bol se colocan los trozos de piña, el azúcar al gusto y se macera durante una hora. Después se le añade el vaso de triple seco y se mezcla. Se sirve en la corteza de la piña colocando de nuevo su tapa.

PLÁTANOS AL LIMÓN

Ingredientes para 6 personas

6 Plátanos
50 g de azúcar
2 limones

Preparación

En primer lugar los plátanos son pelados cuidadosamente quitándoles los hilos. Se cortan en rodajas no muy finas que se colocan en una compotera. Se añade zumo de limón hasta que las rodajas queden cubiertas. Sobre la superficie se vierte azúcar en polvo y la compotera se coloca en el frigorífico el tiempo necesario hasta que la mezcla este fría.

PUDÍN DE MANZANAS

Ingredientes para 6 personas

6 manzanas
1/4 de azúcar
5 huevos
1 licor de frutas al gusto
Guindas
Nata montada y chocolate líquido

Preparación

Se pelan y se cortan las manzanas, retirando el corazón y las semillas. En una cazuela se colocan las manzanas junto con el azúcar y el licor de frutas elegido, dejando cocer a fuego lento hasta que se forma una pasta espesa.

En un recipiente se baten los huevos y se mezclan con la pasta de manzanas.

Se introduce todo en un molde caramelizado, y se mete en el horno precalentado a 180º hasta que se una toda la mezcla (1 hora aproximadamente). Se sirve en platos individuales y se extiende el chocolate líquido en el fondo del plato. Se coloca encima una ración del pudín, y se adorna con un poquito de nata montada y una guinda (no hay que cubrir todo el pudín con la nata).

TARTA DE FRUTAS

Ingredientes para 6 personas

1/4 de masa de hojaldre (puede ser congelada)
Frutas de temporada. Por ejemplo 2 plátanos, 2 kiwis y 2 naranjas o mandarinas
50 g de confitura de melocotón o similar

Ingredientes para la crema pastelera

1/2 litro de leche
75 g de harina
1 huevo
3 yemas
1 palo de vainilla o ralladura de limón
75 g de azúcar

Preparación

Se extiende la masa de hojaldre; se pincha y se hornea hasta que esté crujiente. Se deja enfriar.

Con una espátula se extiende la crema pastelera sobre el hojaldre. Se coloca la fruta encima pelada y en rodajas o gajos.

Sobre la fruta, se agrega la mermelada. Para ello, es aconsejable utilizar un pincel o una brocha fina, aunque si la mermelada no es muy líquida, se calienta un poco en una cazuela y así es más fácil de extender.

Preparación de la crema pastelera

En un cazo se pone a hervir la leche con el palo de vainilla o la ralladura de limón. Después se deja templar. Aparte, en un cuenco, se baten el huevo y las yemas; se le añade la harina, el azúcar y se mezcla con un poco de leche fría.

Esta mezcla se añade a la leche templada, y a fuego lento para que la leche no hierva se remueve sin parar hasta que espese.

TARTA DE MOUSE DE CHOCOLATE

Ingredientes para 6 personas

1/2 k de galletas (tipo "María")

1/4 de mantequilla
100 g de azúcar
30 g de azúcar glasé
180 g de chocolate a la taza
4 huevos

Preparación

Primero se hace una masa con las galletas trituradas y 100 g de mantequilla derretida. Se coloca en un molde de aro desmontable engrasado con mantequilla. Esta masa tiene que quedar bien prensada en el fondo del molde.

Se corta el chocolate en trocitos y se derrite en un cazo al baño María hasta que esté bien disuelto. Se separan las claras de las yemas, y en un recipiente se baten las yemas con el azúcar hasta conseguir una crema. Se añade el chocolate derretido y se mezcla bien. Después se ponen 150 g de mantequilla derretida y se sigue mezclando con movimientos envolventes. Se agregan las claras a punto de nieve poco a poco y sin dejar de remover. Tiene que quedar cremoso y espeso.

Se vierte la mouse despacio sobre la masa de galletas y se introduce en el horno previamente calentado a 180º durante 5 minutos. Se saca y se deja enfriar. Se guarda en el frigorífico durante 24 horas. Se desmolda y se decora con azúcar glasé.

Esta tarta hay que prepararla un día antes.

TARTA DE QUESO

Ingredientes para 6 personas

1/2 k de galletas de trigo (tipo "María")
100 g de mantequilla
3/4 de queso de untar o queso fresco
3 huevos
50 g de azúcar
Mermelada de ciruelas, melocotón y fresa
Guindas

Preparación

Primero se hace una masa con las galletas trituradas y la mantequilla derretida. Se coloca en un molde desmontable engrasado con mantequilla. Esta masa tiene que quedar bien prensada en el fondo del molde.
Después con una batidora eléctrica, se baten los huevos, el queso y el azúcar. Esta mezcla se añade a la masa anterior, pero con mucho cuidado y despacio para que la masa de galletas no se mueva. Se cuece en el horno a 180º durante 45 minutos. Se deja enfriar y se mete en el frigorífico durante una hora. Se saca del molde y se decora con la mermelada.

SORBETE DE CAVA

Ingredientes para 6 personas

1/2 botella de cava seco
1 vaso pequeño de triple seco
10 bolas de helado de limón

Preparación

En un robot o batidora, se colocan el cava, el triple seco y el helado de limón. Se bate todo y se sirve en copas alargadas de champán acompañado de dulces.

SORBETE DE FRUTAS ROJAS Y NARANJA

Ingredientes para 6 personas

1 naranja grande
50 g de frambuesas
50 g de moras
2 huevos
3 yemas
175 g de azúcar molido
Frutas escarchadas
8 cucharadas de gelatina sin sabor
1/2 litro de cava semiseco

Preparación

Se trituran las frutas rojas y se mezclan con el zumo de naranja. Se separan las claras de las yemas de los dos huevos, y se baten las 2 yemas con 100 gramos de azúcar hasta que queden blanquecinas.

Se agrega el puré de frutas, la gelatina fría, la mitad del cava y las claras batidas a punto de nieve fuerte.

Se mete en el congelador y se bate tres veces cada media hora. Se mantiene en el congelador hasta 15 minutos antes de servirlo. Se hacen dos bolas por persona y se acompañan con el sabayón de cava.

Sabayón de cava

En un cazo, puesto al baño maría, se baten las 3 yemas con 75 gramos de azúcar, removiendo con una cucharada de madera. Cuando espese se vierte poco a poco la otra mitad del cava y se mantiene al calor hasta que espese ligeramente. Luego se deja enfriar y se mantiene en el frigorífico hasta el momento de servirlo.

SOUFFLÉ FRÍO DE LIMÓN

Ingredientes para 6 personas

45 g de mantequilla

El zumo de 3 limones
La ralladura de un limón
250 g de azúcar
3 huevos
1/2 kilo de nata montada
Una cartulina

Preparación

En un cazo ponemos la mantequilla a derretir (con cuidado de que no cueza), le añadimos el zumo y la ralladura de limón, después el azúcar y al final los huevos batidos.
Ponemos el cazo al baño María en agua caliente para terminar de hacer la crema, dándole vueltas constantemente con una cuchara de madera durante 15 minutos para que la crema se espese.
Se separa del fuego y se vierte la crema en un recipiente de cristal o porcelana para que se enfríe. Mientras, cortamos unas tiras anchas de cartulina y las metemos en unos moldes redondos individuales de forma que sobresalgan unos 5 centímetros del molde. Cuando la crema esté completamente fría la mezclamos con la nata montada y rellenamos con esta mezcla los molde individuales.
Se mete en el congelador hasta que cuaje (1 hora, aproximadamente). En el momento de servir se retira la banda de cartulina y se decora con unas tiras de piel de limón o unas rodajitas finas de limón.

SOUFFLÉ HELADO DE CHOCOLATE Y AVELLANAS

Ingredientes para 6 personas

100 g de chocolate puro
100 g avellanas tostadas
100 g de azúcar
6 huevos
4 hojas de gelatina
1/2 kilo de nata montada

Preparación

Trabajamos las yemas con el azúcar hasta que adquieran una consistencia cremosa. Añadimos las hojas de gelatina disueltas en un poco de agua caliente, mezclamos bien e incorporamos la nata montada y las claras a punto de nieve.

Dividimos la mezcla en dos partes, añadiendo a una de ellas las avellanas molidas y, a la otra, el chocolate previamente fundido.

Se vierten ambas cremas de forma alternada en un molde de soufflé rodeado de una tira de cartulina que sobresalga unos centímetros del borde. Se deja refrigerar hasta que esté cuajado. En el momento de servir, se retira la tira de cartulina.